■ 生死坦然 · 无惧癌魔 · 自然人生 ■

癌后二十年

——山居岁月与田园疗愈

陈正武 著

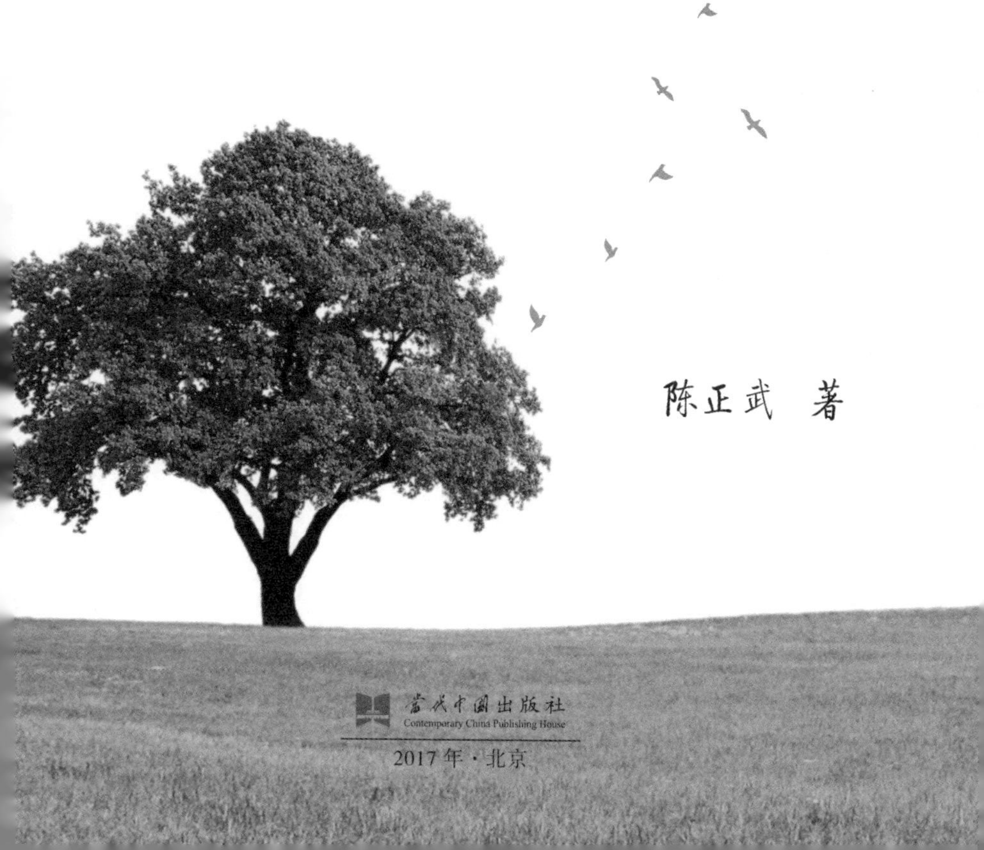

当代中国出版社
Contemporary China Publishing House
2017年 · 北京

图书在版编目(CIP)数据

癌后二十年:山居岁月与田园疗愈/陈正武著. --
北京:当代中国出版社,2017.9
ISBN 978-7-5154-0805-7

Ⅰ. ①癌… Ⅱ. ①陈… Ⅲ. ①癌—防治 ②陈正武—自
传 Ⅳ.①R73 ②K828.9

中国版本图书馆 CIP 数据核字(2017)第 206586 号

出 版 人	曹宏举
策划编辑	王延新
责任编辑	王延新
责任校对	康 莹
封面设计	信宏博·张红运
出版发行	当代中国出版社
地 址	北京市地安门西大街旌勇里 8 号
网 址	http://www.ddzg.net 邮箱:ddzgcbs@sina.com
邮政编码	100009
编 辑 部	(010)66572264 66572154 66572132 66572180
市 场 部	(010)66572281 66572161 66572157 83221785
印 刷	北京润田金辉印刷有限公司
开 本	880 毫米×1230 毫米 1/32
印 张	7 印张 2 插页 149 千字
版 次	2017 年 9 月第 1 版
印 次	2017 年 9 月第 1 次印刷
定 价	32.00 元

推荐序

英雄之旅

英国神话学大师约瑟夫·坎伯（Joseph Campbell）在一九四九年出版的大作《千面英雄》中，分析世界各地不同时期的神话，发现它们有不可思议的相似，于是他将这些故事的原型称为“英雄之旅”。

每个人自呱呱落地后便走上自己的“英雄之旅”，一路过关斩将，直到终点。若在归于尘土之际，能像使徒保罗一样说“那美好的仗我已打完，当跑的路我已跑尽”，就意味我们的“英雄之旅”画下完美句点，否则就一世又一世地轮回，直到我们完成为止。

历史上、现实中多的是铩羽英雄，失败的原因只因我们愚心不转、顽石不点头，若能得明师指点，自己又有慧根，如何不能修成正果？

与陈正武夫妻结缘是因上山买地，若非他们夫妻协助，我恐早落荒而逃，做不成现代陶渊明了。陈正武是个学习精神特强的人，从植物的门外汉，一面做一面学，最后成了邻居眼中的专家，大家称他“陈博”。

他个性十分耿介，嫉恶如仇，与我一样，我们自以为是正义之士，结果伤人伤己。所幸因缘际会走了一趟灵异之旅，让我放下许多执着和自以为是。他们夫妻也因陪我走这趟灵异之旅而大开眼界，我费尽心机让陈博去参加内观，结果开启他大彻大悟之门。

他的抗癌过程，令人感佩万分。他从鬼门关前捡回一条命后，借由反省忏悔而终于体悟他该谢天谢地，以及所有陪他一路走过这段英雄之旅的人。对扯后腿的小人，不但无怨，只有感恩。因为他已明白，在每个关卡后都有老天的恩典与礼物。

他以前因脾气坏，经常对他太太大吼小叫，陈太太因他是病人，经常忍让，委曲求全。有一次我为他太太抱屈，不客气地对他说："你要是我丈夫，我早把你打出去。"他也不甘示弱说，我要是他太太，他也把我赶出去。我当时认定他难以点化。

直到他太太健康恶化，他们卖地下山后，他思前想后，才发现他这生最大的贵人就是他的贤内助。他太太对他情深义重，作为男人，这一世有这么情深的贤内助守护他一生，夫复何求？更何况因职业是军人而在家中经常缺席的他，还有一对孝顺儿女，不都是太太教导有方吗？

其实癌症病人要活下去并非难事，那就是改变心性。问题是"江山易改本性难移"，而这个本性是累世积累下来的，若没有大慧根，如何能放下屠刀、立地成佛呢？

有人说，生重病是老天给的礼物，很多人因面临生死关头而有大改变。陈正武亦然，他不但找回健康，在晚年还学习新功课，成为植物专家，更体会到以感恩圆融的心来面对万事万物。改变饮食、生活形态都容易，改变心性却有如移山填海之难，而他做到了。

由于讨教请益者多，他自费出版此书，以与众生结缘。希望此书能给读者更多的启发和鼓励，而能有信心地走完他们的“英雄之旅”。

施寄青

（施寄青，台湾知名女作家，二〇〇二年自教职退休，移至乡下山区居住，过着现代陶渊明生活，二〇一五年一月十三日去世）

自序

癌症让我找到生命的第二春

罹患血癌至今已二十个年头，而骨髓移植成功也满十六年。和所有罹癌病人一样，有过震惊、恐惧、悲观、无助的心路历程。更经历过一段愁云惨雾、怨天尤人、生不如死的痛苦折磨。尤其是经过长达四年、十二次超高剂量化学治疗所带来的副作用及并发症，身心所受的痛苦与煎熬，有如人间炼狱般磨难。

如今癌病的痛苦就像做了一场噩梦般，都随着骨髓移植成功后，岛内移民到苗栗南庄的山居岁月而烟消云散。

当然抗癌能够成功，最重要的是要归功于长庚医院血液科的医疗团队，特别是我的主治医师郭明宗先生，及建立长庚医院骨髓移植完善护理制度的谢素英老师，还有那些以爱心、耐心关怀照顾我的护理师们。而爱妻亚菊不弃不离陪我一同住院照顾，并放弃一切，跟我到山上过清苦的日子，更是成功的原因之一。而自己能够面对癌病事实，放下一切，勇于改变，也是迅速康复的关键因素。

二十年来，特别是山居岁月中在身、心、灵全方位抗癌下，终于让我这位白血病人百分之百疗愈，并开启生命的第二春。

几年前利用到台北参加新书发表会的机会，在提前与会的空档时间到书局浏览，令我好惊讶，竟然在书架上发现有那么多的罹癌病患及其亲人著书立说，勇于经验分享，造福病友。这在二十年前我发病时是少有的，于是买了六七本不同作者的书。详细阅读后，我很佩服他（她）们的勇气，就算有的不幸失败，但他（她）们抗癌的典范，就像黑暗中的明灯，照耀人世间不幸罹癌的病友，指引光明之路。

我更佩服那些抗癌成功，在身、心、灵中得到深刻体验的作者勇于发出的惊人之语："癌症是一份伟大的礼物""恭喜你得了癌症""我笑走了癌症"等。我没有他（她）们这般豁达，毕竟那是要历经多少血泪交织、痛苦折磨并不断与死神搏斗所换来的惨痛代价。

我不敢有此惊人之语，但我却敢说："癌症让我找到生命的第二春。"

山居岁月有幸与妇运战将、知名作家施寄青老师为邻（面对面的邻居，相隔约一千米），由于我具有特殊的身、心、灵全方位抗癌成功的经历，所以施老师一再鼓励与督促我，将抗癌心路历程写成专书，提供癌病友参考。我有自知之明，我只是个不学无术的丘八老粗，要我提笔写书比登天还难，所以一再找理由拖延。

施老师以母鸡带小鸡的方式，先鼓励并指导山上的新移民邻居们集体创作，经过两年来的共同努力，终于完成《娆娇美丽是阮的山》一书。当然有施老师加持以及她文采斐然的魅力，这本书推出不久就大受读者赞赏。个人忝为作者之一，也让很多癌病友看书后得到启示与回响，来电请教与参访者络绎不绝。因为这本书主要诉求是邻居们打造现代桃花源的心路历程，书中我并没有完整而系统地将罹癌及抗癌成功始末交代清楚，而让罹癌的重病友感到些许遗憾。

这几年有越来越多的朋友们鼓励我，将特殊的抗癌经验写成专书，如今在先前已有的写作经验及信心下，又有癌后二十年更多更丰富的体验，我再也没有理由推辞抗癌专书写作。

这本书第一章对成长背景有冗长叙述，而且着重在负面情绪与悲情报告，像是在写个人传记，将会浪费过多时间强迫读者阅读，在此深感抱歉！

只因癌后自我反思检视，找到真正让我生病的致癌因子——“负面情绪”。这个“负面情绪”是我从小到大成长的几十年中，层层积压禁锢在内心深处，成为挥之不去的“梦魇”，最后导致身心全面崩溃而罹癌，几乎因此丧命的重要因素。

这本书“千呼万唤始出来，犹抱琵琶半遮面”，我不是专业作家，也未曾参加写作训练班，笨拙的表达方式，还望读者不要见笑。毕竟我有别于其他癌友的抗癌经历，特别是山中的传奇还是有可取之处的。

陈正武

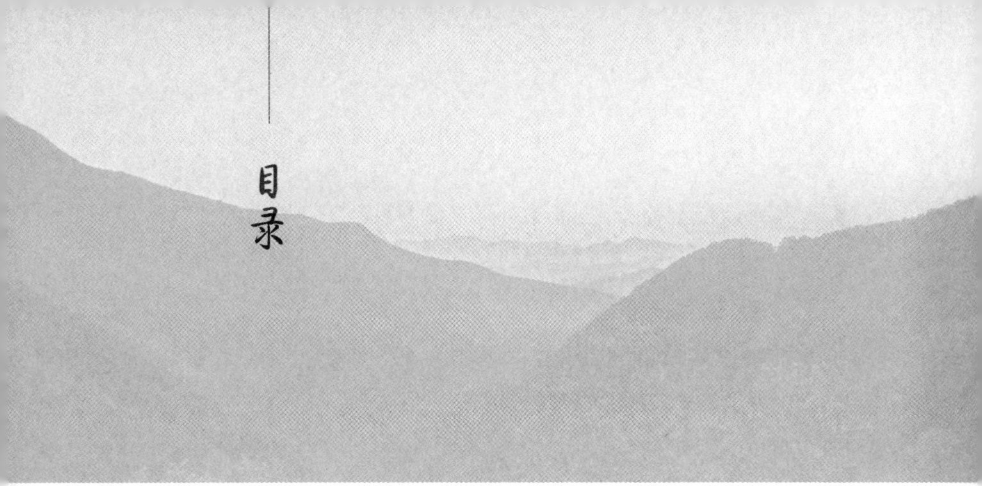

目录

第一章

成长背景

悲伤的童年

我一九四七年出生于海南岛文昌县。时值国内形势风雨飘摇。一九四九年在我三岁时跟着父母亲随部队撤退到台湾，几个月后父亲奉派潜返大陆从事情报工作。不幸的是潜返计划不够周密，潜返的人在登陆地点被瓮中捉鳖，不是阵亡、被俘就是失踪。计划彻底失败后，我们被告之父亲作战“失踪”。噩耗传来，母亲痛不欲生。

从大陆逃台，一无所有、举目无亲，又要面临丧夫之痛，带着三个嗷嗷待哺的小孩，而腹中又怀着未出生的四弟，我不知母亲当时是以何等伟大的力量与超凡毅力，熬过这段天人永隔的悲伤岁月。

虽然军方对当时作战阵亡的将士遗族有抚恤制度，且子女教育享有公费补助，原本父亲失踪一段时间就可申报“作战阵亡”请领抚恤，但被母亲拒绝。母亲坚持“生要见人，死要见具体报告”，并认为情报局应深入调查，给家属完整翔实的报告。母亲的坚持苦了自己，也苦了我们兄弟四人，仅能以“失踪”为由请领“无依军眷”勉强糊口的微薄待遇。

记得我们兄弟读初高中时，每到开学注册，母亲都会为筹措学费伤透脑筋。一直到一九六八年，也就是十八年之后，有关当局派员游说母亲，经过长年丧夫之痛，勉强走出阴影的母亲才无奈地接受父亲“作战阵亡”的事实，请领微薄的抚恤。可是我们兄弟四人仅四弟读大学时才享有公费补助。

成长过程中虽然缺乏父爱，在我们兄弟幼小心灵中留下些许不平衡，但母亲坚持不改嫁，含辛茹苦独立抚育我们，日子虽然过得很苦，但也从未让我们缺衣少食。

台湾从被日军侵占时就建立了完善的户籍数据。国民党一九四九年播迁来台，承袭了这户籍制度。可是来台初期的军民，除非有正确证明文件申报户籍登记外，很多人——尤其是儿童——根本无出生证明凭证，所以当初报户口由家属自由心证说了就算数。母亲托同乡帮忙报户口，同乡基于好意并未诚实申报，将我和大哥各申报大两岁，理由是请领军眷口粮时，可报领大一级的口粮。说明白点，就是在那物资贫乏的年代可以让我们兄弟多吃几口饭。

可是这多吃几口饭的代价，却给我和大哥带来诸多痛苦与不便，尤其是我最先尝到恶果，影响了我一辈子——特别是在人格发展上。

母亲同时要照顾我们四兄弟，实在很辛苦，为了减轻负担，在我五岁时就和大哥一同上小学。当时小学是七岁入学，我足足提早两年。当时不比现在，在那物质缺乏的贫困年代，儿童缺乏教养，发育慢、反应差，不像现在，小孩活泼机灵。我是外省小孩，理应有语文优势，但因省籍不同，在家里是说妈妈教的海南岛话，跟邻居玩伴讲的是闽南话。到学校上课根本听不懂老师在讲什么，加上年龄小、个性内向，大脑发育比正常儿童慢，小学一到四年级懵懵懂懂地混过去，几乎没有留下课堂上的任何印象。但有一点永远忘不了，那就是学校与家长联络的通信簿上，我的成绩单永远是全班倒数第一名，幼小心灵在启蒙教育时已开始受到创伤。

到台湾六七年后，为照顾军眷、安顿军心，除自筹经费外，当局又向华侨、工商界募款，在全省各地大量兴建眷村。由大江南北随军队来台散居各地的军眷，陆续搬进眷村群居，形成特有的眷村文化。

一九五七年在我小学五年级时，随母亲搬进由华侨捐款，兴建六百余户的桃园县大溪镇的“侨爱新村”定居。当时眷村小学尚未兴建，所以先转入邻近的八德乡八德小学寄读。在办理转学报到时，当时的级任导师看到我转学单上“满堂红”的成绩，以极不友善且带着鄙视的眼光羞辱我。那是到现在还挥之不去的梦魇。

自尊心受到严重打击，也就是从那时开始有严重自卑感，恨自己为什么那么笨，开始讨厌上学，不喜欢跟同学交谈，也出现诸多怪异偏差行为。原本应该是天真无邪的快乐童年，从此转变成暗淡而悲伤的童年。

好不容易熬过一学年，当五年级要升六年级时，级任老师登门拜访，建议母亲让我留级。母亲心知肚明我是早读两年，成绩差是理所当然的，所以并没有责备我，但母亲并未告诉我早读之事。我知道要留级的消息后有如晴天霹雳，认为那是非常丢脸的事，我再也抬不起头来面对左邻右舍的长辈与玩伴，面对同学更是自卑。特别是住在眷村内，家家都是过着苦哈哈的日子，没什么好比，子女的成绩与成就便成为街坊邻居们评头论足的焦点。

忧郁的青少年

小学留了一级，编入新成立的眷村小学，但当时小学校舍尚未盖好，只得先借用民宅充当校舍。幸好遇到严管善教的级任导师杨大可，在她两年的谆谆教诲下，在怕被老师打的心态下（当时还容许适当体罚），也开始读了点书，五六年级成绩不再吊车尾，但因基础没打好，只能维持在中下水平。

毕业后不想再读书，曾跟母亲请求想与为数不少的眷村子弟一样去当学徒学手艺，遭到母亲的坚决反对，说什么也要让我们兄弟四人接受完整的学校教育。

小学毕业后考上县里的大溪初中，发现我并不是笨，只要肯用功，成绩都可维持在中上等。只可惜我玩性太重，不愿意花太多时间在课堂上，加上爱好运动，并发觉自己有高人一等的弹跳能力，在运动场上开始展露天分。不爱读书的我未记取前车之鉴又荒废学业，以致初二时又留了一级，自尊心再度受到严重创伤。

再度留级的压力使我勉强用了点功，初中毕业后考上风评不差的省桃园高中。此时正值青春发育期，身高每年以十公分左右的速度在增长，一直到高中二年级，我已飙到一百八十三公分。在当时普遍营养不良、国民平均身高比之现在差距很大的年代，我几乎是全校最高的人。而这正是一个优秀运动员应具备的好身材，所以我成为田径与篮球校际运动会的健将，尤其是篮球，高二时我就入选桃园县代表队参加省运会。

运动场上体力耗尽，课堂上自然就精神不济昏昏欲睡，成为名副其实的“下课一条龙，上课一条虫”。学业成绩自然低落，只能维持在不留级的边缘。

令我印象最深刻的是，高中二年级国文老师于宝栋先生出作文题“读书的乐趣”，当时我实在感受不到读书的乐趣在哪里，可是又不能不写，于是我把题目朝相反的“读书的痛苦”方向去发挥。文中大意是，从小到大提起读书心中就有恨，但是书读不好我并不怨天尤人，只怪自己为什么总比别人笨。书读不好让我自卑羞愧，更让人看不起，在别人面前总矮了一截。尤其是在眷村中，什么好事、坏事家长总爱拿来比，特别是小孩的成绩，成绩好的全家人可以扬眉吐气，成绩差的自然垂头丧气。我只有在运动场上才能高人一等，扬眉吐气，可是在别人眼里我只是那种四肢发达、头脑简单，大脑小、小脑大的怪胎。最后作文的结语我也很坦率地说，终有一天我会后悔少不更事、不好好读书，只是现在完全体会不到读书的乐趣在哪里。

当老师改完作文后，在课堂上宣读我的文章，全班同学笑成一团，纷纷打听是哪位同学的谬论与偏见。本以为自己闯了祸，等发下作文簿，看到批了“书到用时方恨少”的评语，给我的作文分数居然相当高。到现在我仍十分感谢这位老师在课堂上没有宣布我的名字而保留了我的自尊，并包容我表达相反的意见，否则当时我真的是无地自容。

迷惘的青年

高中毕业后未报名参加大专联考，我有自知之明，这种烂成绩哪敢应考，我也拒绝到补习班恶补。但当时的眷村文化就是这样，家无恒产祖业，父母亲对子女的要求是“万般皆下品，唯有读书高”。要想让子女出人头地，考不上大学，就会被送到补习班恶补。在当时想挤进录取率不到二成左右的联考窄门，考个三到五年是常有的事。昂贵的补习费用加上生活住宿费用，常让子女众多的家庭捉襟见肘，寅吃卯粮。

看到父亲的悲惨下场，原本并不乐意再当军人，但军校有体育学系，是最适合我就读的，毕业后又可专职做体育工作，于是决定报考军校。在当时，很多眷村子弟受限于家庭的环境而报考军校。在我们家，如果兄弟们都读大学，母亲根本负担不起学费。当时我和大哥均就读军校，不仅免费，每月还有基本的零花钱，因而可减轻母亲的负担，也才勉强让三弟、四弟有机会就读大学。

进军校后接受严格的军事教育与训练，在学科上要修与大学体育系同样的学分，在军事上要接受养成教育必修的课业，在管理上又有严苛的学长学弟制度，虽然压力大，但兴趣所在，并不以为苦。从此才爱上读书，并利用充分的自习时间勤跑图书馆。在术科上我更有优异的表现，在军校二年级时参加台湾大专篮球联赛，被评选为当年大专篮赛的明星球员。

经过四年军事教育的熏陶，整个人像脱胎换骨般，从一个懵懂无知、自卑忧郁的青少年，蜕变为品学兼优、英姿焕发的有为青年。

一九七〇年军校毕业依规定必须分配到部队，完成基层干部历练。我抽签分配到陆军并派到金门野战步兵师任职排长。当时外岛情势仍然紧张，一水之隔的对岸，仍延续“八二三”炮战后“单打双不打”的炮击。

分配到部队不久，所属的步兵营就进驻营测验基地接受训练，全营官兵住在花岗岩坑道里，准备四个月后接受营测验。当时基地训练要求之严、测验之苦，只有接受过测验的官兵才能体会得到。一趟基地训练下来起码要走一千多公里的路程，而且全身背负的基本重装备就有二十多公斤，还不包含不同的配备武器在内。全程还要配合攻击、防御、搜索、警戒演练，甚至配合实战状况，进行急行军、强行军、奇袭、奔袭、夜袭等演练。受测期间根本无法安稳休眠，士兵边行军边打瞌睡，不小心跌落路旁的通信线沟是常有的事。担任基层干部的我几乎年年都要接受这种艰苦的训练。

当时的外岛不仅训练苦，生活条件也很差，伙食不好，主食的大米、面粉及副食的黄豆大多是夹杂霉味的推陈旧料。住的不是碉堡、掩体就是坑道，虽说冬暖夏凉，但光线不足、通风不良，春夏季还非常潮湿。被服每天要拿出来晒太阳，否则盖（穿）在身上湿湿黏黏的，很不舒服，对身体健康也会有影响。

让官兵最痛苦而难以接受的，是没有良好的休假制度。义务役的官兵在外岛一至二年无法回台湾休假。任基层干部没有结婚的职业军人，在外岛两年期间也不能回台休假。军中又有违反人性的未满二十五岁不得报请结婚的规定。

不能回台休假，在外岛虽有星期天的放假，但只要离开营区，营外的宪兵纠察就像搜寻犯人一样，“见官大一级”，只要言行举止反常、服装仪容不整，宪兵总会找出毛病登记纠举。万一不幸被盯上，那可就要倒大霉，成为全师的罪人，不断受到层层上级的责难检讨，尔后的休假也受到限制。所以在外岛的几个市中心，休假官兵为逃避宪兵纠察，前面跑、后面宪兵追，是四十年前军中所常目睹怪现象之一，让当军人的我们一点自尊也没有，更不要谈军人的荣誉心与优越感。

这样艰苦的基层训练，蹉跎了近八年，其中就有六年是在金门、马祖熬过来的。这些在现在看来令人难以置信的环境及待遇，当年的我也只能逆来顺受。当时唯一的希望是历练完基层干部后，期待上级及母校全面检查，让我这个学有专长的干部能发挥所学，到学校机关任本职。

可是这个期待最终落空了。军中主管体育的人事部门，根本没有一套完整的人事计划。在黑箱作业下弊端层出不穷，只有少数幸运的同学被调到好的机关学校，从此过着“钱多、事少、离家近”直到退伍的幸福生活。部分未被调动、久等不耐的同学，就靠着拉关系、套交情、走后门、送礼、请客吃饭等，各凭本事，各显神通，调往机关、学校、后勤单位。

可怜我这种刚毅木讷、个性内向，连巴结阿谀或礼貌性拜访都不会的人，怎可能受到青睐。就这样埋没所学，在军中实在心有不甘，走过一段相当无奈的低潮期，甚至出现忧郁的症状。

此时幸好遇到知人善任的长官，他高升调职后征调我到某处任职体育官，可惜当时军中以加强战备、精简部队及组织为由，裁撤很多部队及单位，军中体育工作已逐渐式微，主事长官只重视体能战技。这并非我主管的业务，我这个体育官闲得没事干，单位主管只好分派其他不相干的业务给我。

我永远忘不了有那么一天，一位军队高级将领先是要我为他做一个羽毛球场，俟球场完成后接着要我安排官兵陪他打球。某天，因为之前陪他打球的几位军官都临时有事，一时又找不到人陪他打球——其实很多军官也怕陪长官打球，尤其要不断以笑脸喂球——这位球兴正浓的军队高级将领找我到他的办公室，问我会不会打羽毛球。我很诚恳地告知，我只会打大球，并不精于打羽毛球，结果这位高级将领怒目以视，并破口大骂我学体育出身不会打羽毛球，真是无耻、下流、卑鄙！

天哪！我真的不知道会不会打羽毛球，跟无耻、下流、卑鄙有什么关系？面对这位可恶又可恨的高级将领的侮辱，当时我不敢据理力争与反驳，事后好长一段时间我都会嫌弃自己，恨自己为什么这么窝囊懦弱。可是在威权时代的军中，遇到这种羞辱人格、不学无术的大老粗长官，我又能怎样？气急败坏、怒急攻心之下当面理论驳斥，只会自取其辱，甚至有可能无中生有地被罗织罪名，将我移送军法审判。

到现在虽然我还有点记恨这位将领，但也不时感谢这位长官。我当时如果没有他的“当头棒喝”而发愤力争上游，往后也不可能在军旅生涯中，交出虽不满意但还能接受的成绩单。

受到长官羞辱后，本想再混个几年，服役满十年后就退伍另谋出路，这时单位有位军校出身的潘姓学长，看我做人不错、做事也满认真的，为我感到惋惜，这样混下去不是办法，建议我循正规途径发展，鼓励我报考某指挥参谋学院。当时我因不具备营级主官经历，没有资格报考，所以决定放弃以往所学专长的方向发展，主动打报告再度回到野战部队历练营级主官。到部队报到后才发现，同期同学甚至学弟们，早已历练完毕占高职高缺，成为我的长官，而我还在与晚四五期的学弟们一起历练。

军中是个务实又现实的团队，高级别干低职务，常会引来异样眼光，认为一定是能力有问题或出过大纰漏，否则怎会干不上去。而我又倒霉分配到一个军纪废弛、正在兴建导弹基地的工兵营，不到三个月就发生一件排长盗窃连长手枪，伙同女友抢劫银楼金饰，轰动全台湾的鸳鸯大盗案件。

单位发生军官窃取枪支抢劫案后不久，又接连发生派出助民收割的部队，因驾驶大卡车的士兵请押车军官喝酒，酒后在双方均有醉意下，满载完成助割任务的部队回营，不幸酿成士兵四死五伤又是轰动全台湾的大惨祸，部队军纪之败坏可想而知。从此我所属的工兵营有半年的时间被调去整训，导弹基地工程交由步兵单位继续施工。

营长被撤换，押车军官与驾驶兵被收押法办，不是我放马后炮，我早就有预感部队迟早会出问题，只是问题来得太快、太突然、太轰动。冰冻三尺非一日之寒，在当时我只是初来乍到，又是个副职，更是人人讨厌的政战干部，想多管点事，连主官都嫌我越俎代庖管得太多。单位连续发生重大违法犯纪事件，虽难辞其咎我也受到连带处分，但当时我真的是一点办法也没有。

我非常感谢当时军中的两位贵人，一位是李姓同学长官，一位是胡姓师主任。在营辅导长任满两年后，师部正好有中校参谋官空缺，他们力排众议及上级压力，破例让毫无绩效且纰漏百出、伤痕累累的我占高缺，而且又在同学长官亲自辅导下，顺利考取某指参学院，与陆军各兵种精英一起受训。

进入指参学院后，我重新规划军中生涯。在毕业完成旅级主官历练后，又受到这位同学长官的举荐，占高缺历练某高司参谋，不久又在他的鼓励下，苦读考取在军中人人称羡的某战争学院，与精英干部共聚一堂研习。

在军中有这样往自己脸上贴金的说法，但教育部门并没有承认学籍，那就是，指参学院是比照民间大学的硕士班，战争学院是比照博士班。但我不敢有这种想法，各有其不同的学术领域，这是无法比照的。但战争学院毕业，意味着有条件升任军中任何高阶的职位。

顶着军中正规教育最高学历的光环，在同期毕业的同学中，近四百位也不过只有八九位，而体育系出身的我，更是史无前例的第一位。

执着的壮年

战争学院毕业后，我被分配到南部某野战单位任师级副主官。在此期间，因我不是所谓有高级长官关爱、一路照顾提拔的明星干部，在圈内又非系统科班出身，再加上我又是个暧暧内含光、不善于表达自我的干部，除非直属长官长期带领过，才能发掘出我的长处。

虽然我拥有完整的学习经历，但主管人事部门的熟识学长，每次举荐我任重要军职时均被淘汰，只好抱歉地说要我忍耐。几乎被冷冻两年多后，才在某次对抗演习中，征调具备战争学院毕业资格的我，担任政治作战组的演习作业指导。

因主办演习的成功，学识能力受到某游姓主任的肯定与赏识，在其力保下才被奉派至某处任政战部主任。这支部队在当时指挥官的领导下，官兵团结和谐，士气高昂，是我在军旅生涯中遇到最好的长官与部队，各方面的表现与绩效均能获得长官认同与肯定。这是我这一生中最有成就感的服务单位。

满心欢喜地担任重要军职两年后，以很好的绩效轮调回台湾某军事学校任职政战主官。虽然这个职务已是升任将军的待机位置，可是我的情绪却是从高峰跌到谷底。

因我嫉恶如仇的性格与宁折不屈的领导作风，不见容于这所军纪废弛、主官无所作为甚至环境丕变的军中，我想好好整顿败坏的风纪，却处处掣肘，受到污蔑诋毁甚至无中生有的匿名检控。上级长官不但不支持，反而不问是非、不分青红皂白地责难我。看厌了长官只为明哲保身，为自己前途想占高缺而粉饰太平，这让满腔热血的我，从此心灰意冷。理想与抱负已成为满脑子的不合时宜之想，军中显然已不值得我再眷恋。

在一次军事会议时，我当着高级将领大胆发言，对军中乱象痛下针砭。事后有长官威胁我不得再于会议中公开发言，否则后果自行负责。会后又有直属长官借故羞辱我，常给我小鞋穿。我不愿再忍气吞声，早已做好军事会议发言后等于是自毁大好前程的心理准备，所以主动申请退伍。

此时正值举办军人退伍转移商界的讲习班，我立即报名参加，提前三个月离开军中，结束二十多年的军旅生涯。我的退伍引起很多长官及同学们的震撼、惊讶与非议。

其实在一片看好声中，我又何尝愿意提前退伍。在军中有多少职业军人挤破头想升将军，甚至还有人无所不用其极，而我却毫不珍惜。仍在军中服役的大哥及所有肯定我的长官莫不扼腕。

我以四十六岁的壮年，含怨带泪离开奋斗半辈子、耗尽青春的军中，退伍后拒绝接受军中任何渠道的安排就业，心想，我一定要在职场上找到事业的第二春。果然不久后，我顺利找到一所梦寐以求的私立高中任职体育教师，从年轻时就有的愿望总算实现。

早在军校求学时，曾在“四书”的《论语》中读到《先进篇》第二十六章的内容。孔子闲暇时，子路、曾点（皙）、冉有、公西华四人陪侍在座，孔子希望他们谈谈自己的理想抱负，结果子路、冉有、公西华都发表自己的高见，孔子认为他们过于自大不够谦虚，唯独认同曾点的理想。

曾点曰：“暮春者，春服既成，冠者五六人，童子六七人，浴乎沂，风乎舞雩，咏而归。”语译为：“当春天快结束，带五六个成年人，六七个孩童，到沂水边游泳玩水，再到祭坛上迎风跳舞，然后快乐地唱歌回家。”

看到孔子与学生的对话，我有莫名的悸动。曾点的理想，不就是我长久以来梦寐以求的体育或音乐舞蹈老师才有的福分吗？

但高高兴兴地到学校上任，很快就彻底失望。原因是学生根本不爱动，就算老师带头参与也引不起学生的兴趣。而私立学校有限的运动场所，加上器材的老旧短缺，好动的学生根本无法施展，大部分的学生分散活动后就三五成群四处游荡甚至躲到死角抽烟。

更可笑的是，学校不重视体育，体育课可有可无，经常被挪用。校方更不尊重体育老师，薪资被打八折真是滑天下之大稽。寒、暑假不授课所以没有薪资，学校也知道这样下来老师每月还领不到两万元。为了提高薪资，于是就增加授课钟点，结果一个体育老师一星期要上二十六堂课，把我们看成超人。

一年的所得再扣缴凭单上所列的薪资，总额只有十九万多，任谁都难以置信，连打工的学生薪资都比我高。其实薪资多少并不重要，因为我有退休金，生活不是问题，但我争的是一个尊严与敬重。

天真烂漫的憧憬与现实环境差距太远，圆了一年的老师美梦变成噩梦。

刚好学校有位老师做过房屋代书，其母亲兼做房屋中介，希望找几位伙伴做房屋及土地中介、中古屋投资买卖、法拍屋标售等。我怀着姑且一试的心情去做，初期还有点成绩。全力投入后，毕竟资金有限，被套牢后合伙人理念不同、意见分歧，以致怨声载道、恶言相向，不到一年就拆伙了。

不久，我又应征到某个景观花园游乐区当总务。这游乐区经营之初因景观秀丽、设施新颖所以游客如织，能在这世外桃源工作兼怡情养性真是三生有幸。可是在后起之秀的同行游乐区激烈竞争下，经营者没有危机意识，逐渐失去特色。新的游客不来，老的游客不再回流，老板才开始亟思改革。可惜方向错误，不知从改善环境、增加设施、营造特色招徕游客着手，反而大力整顿内部人事，员工个个怨声载道，最后在门可罗雀、员工薪资少又没有业绩奖金的诱因下，纷纷求去，我也因为另有规划而离职。

我的岳父虽是内人的继父，但对内人视如已出，对内人教养之恩情深义重。他从大陆来台近四十年后，随着二十世纪八十年代海峡两岸政策的开放，魂牵梦萦带着近乡情怯的心情，回大陆粤北农村老家探亲。他老人家的原配已苍老得像他妈，他儿子看起来比自己还衰老；为了弥补对他们的亏欠，就不断地以金钱来补偿资助他们。一段时间后，因家务事烦心，岳父每次探亲归来总是闷闷不乐，非常期望已退休的我陪他返乡协助处理。

我陪他回去了解实际状况，圆满处理家乡事务后返回台湾；接着有一年多的时间每隔两三个月，我要单独到大陆一趟，处理家乡各种琐事。

那段时间我的情绪恶劣到极点。

而压垮骆驼的最后一根稻草，却是一份作息经常要日夜颠倒的保全[①]工作。员工素质之差前所未见：有恶形恶状对住户施暴，结果住户找来黑道欲报复者；有好酒好赌成性，靠借钱度日者；更有下班鬼混，上班迟到或补眠者。身处龙蛇杂处的恶劣环境之下，想不生病也难，果然不到三个星期，我就被送到医院急诊了。

① 指驻在豪宅的私人保安人员，即 Private Security Industry。——编者注

第二章

当癌魔找上我

病危通知

一九九五年十二月三十一日，隔天就是新年元旦，新年新气象，大家高高兴兴准备迎接新的一年，然而新的一年对我而言却是噩运的开始。才在保全业上班半个多月，这一天天色阴霾让人有窒息之感，我带着轻微发烧及疲惫不堪的身躯勉强值完夜班，早上开车返家后倒头就睡。已经断断续续发烧、咳嗽一个多星期，因病情总在睡个好觉后就好一点，自以为身体健壮只是偶感风寒所以并不在意，只想好好睡个觉。但是，先有同事来电找我代班，又有同事亲自登门借钱买酒喝，想睡个好觉都不断被打扰。

爱妻晚上下班回家，见我躺在床上也不想吃晚餐，问我要不要到医院看病，我说我好累，只想好好睡个觉。半夜三点，我被突如其来的疼痛惊醒，而且越来越严重，全身二百零六根骨头好像根根带刺，那种锥心刺骨的痛连翻身想站起来的力气都没有。爱妻看事态严重，也顾不了左邻右舍正在熟睡，半夜去敲门请了三个大男生帮忙，从透天厝[①]的三楼，把我架到楼下，火速开车送到桃园地区荣民医院急诊室，经过初步抽血检查，就发现我血液中白血球有异常增生的现象，医生要我就近立刻到长庚医院急诊。

爱妻向其说明我是荣民，是否应该到台北荣民总医院较

---

① 台湾较早的独立屋房型，面积较正统别墅小，可完整拥有一楼至楼顶的使用权。——编者注

合适。医生表示情况非常紧急，要我们到长庚医院急诊以争取时效。对这位值班的急诊室医师明智的建议，当时因匆忙转诊，没有请教医师大名，所以事后无法当面致谢，至今仍感遗憾。

在开车前往长庚医院急诊的路程中，我心中已有不祥预兆，知道可能罹患血癌，因为内弟七年多前不幸死于血癌，所以对血癌有初步概念。果不其然，到长庚医院急诊室抽血检查后，很快就知道化验结果。医师告知血液中白血球每毫升高达十四万之多（正常值应为四千至一万）并确定是罹患“急性骨髓性白血病”，因病情严重立即发出病危通知单。原本身体健壮、活力充沛，只不过短期发烧、咳嗽，就突然病倒并诊断为已病入膏肓的绝症，这对我来说真是晴天霹雳，震惊恐慌，无法接受这个事实。

当时由于血液肿瘤科的住院病房已住满患者，无法立即安排我住院接受治疗。而急诊室内也挤满各科等待住院的患者，只好把我的病床推至急诊室外的走廊边等待通知住院，就这样在没有主治医师及任何医疗行为下，在急诊室虚耗。我躺在病床上动弹不得，只要稍微移动身躯或碰触就痛之入骨。大小便更是痛苦，必须由人搀扶。

对疼痛的忍受我自认比一般人多一点能耐，可是这次像山洪暴发、来势汹汹的血癌所带来的身体痛苦，已超越我能忍受的极限。再加上心灵上的震撼以及面临死亡的恐惧，我的身心几乎要崩溃了。在急诊室痛苦煎熬了三天三夜后，我才进住单人隔离病房。

血液分离机带来曙光

进住血液科 7C 病房后，我见到我的主治医师郭明宗先生。他给我的第一印象是宅心仁厚，是一位可爱又可敬可亲的年轻医师。有人说，病人有幸遇到有缘的医师，病就好了一半。事后也证明，二十年来他真的跟我有不可分离的医师缘。

当他谈到我的病情及可能的治疗效果时，却眉头深锁不表乐观。他看了肺部的 X 光检查底片后问爱妻：“你先生是不是烟抽得很凶，或喜欢喝酒？”我听到后回答，我是烟酒不沾的。为了减轻我的痛苦及便于尔后的治疗，他决定先用血液分离机来过滤血液中过多病变的白血球。

人体血液由红血球、白血球、血小板组成，当病变的白血球不正常增生，并充斥在周边的血液中，数量太多足以排挤红血球，让红血球无法顺利输送养分及氧气到全身各器官及组织，并带走代谢废物。当红血球失去作用逐渐坏死减少时，血液颜色由原本健康的鲜红色转为淡红色，所以有此现象的疾病简称白血病。而白血病又区分诸多类型，我是被诊断为“急性骨髓性白血病”，而且再冠上“顽固型”三个字。

不久后血液透析室医生及护理师推来一部精密医疗仪器——“血液分离机”，开始进行血液过滤及筛选。它是将我血管内血液抽出，经过分离机把血液中过多病变的白血球滤掉。经过分离机循环筛选后立即感觉全身舒畅，原本酸痛的肌肉与骨头，也不药而愈。从病倒送医院急诊后，我将近十天躺在床上动弹不得，想翻身变换姿势都要请人帮忙；血液分离后，终于可以让我轻松下床自由走动。

骨髓穿刺

人体的骨髓造血干细胞的主要功能是制造红血球、白血球、血小板。只有抽取骨髓才可以精准判断癌细胞指数。一般血液科病人听到要做骨髓穿刺就心生恐惧。抽骨髓的外针又粗又长，而内针更长达十公分左右，在穿刺前虽然做局部麻醉，但亲眼看医生在胸骨上压下外针，真的会让人紧张恐惧。越到深处越酸痛，尤其是打完外针将内针插下，在骨髓腔内抽取骨髓的刹那，在真空加大压力下，那种集酸、麻、痛的感觉是很难用文字形容的。

第一次抽骨髓，我运气真不好。第一针在胸骨抽不出骨髓，改换抽臀部附近的肠骨，仍然抽不出来，医生急得满头大汗，说我骨髓可能纤维化。接着又在胸骨上非常谨慎地找到第三针的下针点。下针后医生直摇头说我骨头怎么这么硬，我这个硬骨头的个性，果然在骨头上也真的比别人硬，医生使出浑身力量才把外针压进去。还好，第三针顺利抽出骨髓，医生总算松了一口气，而我却被抽得死去活来。第二天化验结果，癌细胞指数一如预期般严重。

尔后依病情需要，抽骨髓的次数在我四年的治疗全程中大约有四五十次之多，下针的胸骨两处最好位置早已疤上加疤高高隆起，直到髓植成功多年后才逐渐消失。

人工血管安置

一般人的血管注射或抽血，均由护理师先以橡皮筋捆绑上臂，让下臂静脉血管充满血液而鼓胀，再将针头顺利刺入血管。血癌病人在整个疗程中，必须由血管注射或抽血几百针或上千针，人体血管是无法承受如此频繁的针刺的。住院没多久，我的手臂可以下针处，早已在先前的针刺后留下点点黑斑，而且血管早已变硬失去弹性，护理师很难再找到下针处，所以必须做人工血管。尤其在尔后化学治疗过程中，无论是注射化学药剂、抗生素，各种药剂、点滴，还是抽血、输血浆及血小板等，都需要使用人工血管。人工血管是一种硅质合成品，与人体组织可以同时存在，因此它在临床使用的安全性及实用性相当高，而且不会影响日常生活。

生平第一次被推入开刀房[①]，做完局部麻醉后，在右胸前的锁骨下方皮肤下开个小口，把大约十元硬币大、约两公分厚的人工血管植入，再缝合完成就结束。整个过程虽然有疼痛，但比起其他方面的疼痛，算是轻微了。

人工血管植入后，虽然右手的动作稍受限制，如不能三百六十度旋转以及不能用上臂做大的投掷动作外，其余行动均不受影响。人工血管留置在体内长达十余年，虽然癌症已算稳定痊愈，但定期回院门诊冲洗时，它仍有抽血的使用功用。

① 即手术室。——编者注

闻之色变、生不如死的化学治疗

化学治疗（简称化疗）让人闻之色变，更让癌症病人心惊胆战。人工血管植入不到几天，首先接受诱导性化疗，引导骨髓恢复正常功能，让病情先稳定。因为治疗期间未发高烧，虽有副作用但带来的不适与痛苦，比起发病时轻多了。所以当时认为化疗并没有如预期的可怕。

第一次化疗后办理出院回家休养真是恍如隔世，重新享受自由，呼吸新鲜空气，一扫从发病住院接受治疗到出院四十几天在鬼门关前徘徊的阴影。

回家后经过一段时间的休息，身体从化疗副作用的伤害中逐渐恢复，我天真地以为癌症就这样治好了。住院时因为住单人隔离病房，与病友几乎没有互动，也没有较深入请教医师，等出院后积极找寻有关白血病的化学治疗参考书籍及数据后，才逐渐对化学治疗有了初步了解。

化疗是以间断的周期来进行的，血癌病人一般是以三到四星期为一个疗程，需要六至八个疗程才算完成，全程长达一年以上。而且使用剂量较一般癌病为高，化疗副作用与并发症也就更严重。原本对化疗的无知与懵懂，抗癌的日子还好过些，当深入了解后就是化疗梦魇的开始。

“恐惧出于无知”这句话，在对化学治疗的认知上，肯定要改为“知道越多越恐惧”。经过长达四年十二个疗程的化疗亲身体验，我对化疗的评论是“不做化疗死路一条；做了化疗活罪难逃”。化疗成为必要之恶。

当癌症病人进行化疗时，化学药剂随着静脉注射，经由血液循环到全身，执行它行侠江湖见义勇为，毒杀癌细胞横行无阻、所向披靡的功能。可惜它好坏不分、善恶不明，正常的好细胞也照样遭受毒杀，特别是人体较快速分裂的细胞。因而它带来诸多痛苦的副作用与并发症，甚至危及生命。

谨将四年来承受化疗的副作用与并发症逐项综合说明如下：

血球的下降

1. 白血球递减

白血病的病人接受化学治疗必须住院注射药剂，当三到四天的化疗药剂注射后，白血球数量即逐渐下降，一直到七至十四天左右降到谷底，颗粒性白血球（具有抵抗病菌能力的白血球）数量几乎每次都降到零。这段时间因免疫能力降低，最容易发生感染症。在十二次化疗中只有两次非常幸运未受到感染，全程未发烧。其余的十次每次感染发高烧几乎都在摄氏四十度以上，全身酸痛、虚脱、疲惫，持续一星期甚至更长时间。如果不幸出现感染症状，那就是化疗最危险的时刻，更是医生及护理人员最不敢掉以轻心的阶段。抽血做细菌培养检验要一段时间，此时除了使用冰枕、退烧药降低体温外，只有先打抗生素。运气好，用对药，高烧很快就退。运气不好，接着打第二线、第三线抗生素，并做胸部 X 光、血液生化及尿液检查，以找出发烧的真正原因并对症下药。

这一段最危险的时刻，要严格进行反隔离，所以要谢绝一切访客，全天候戴上口罩，连照顾病患的家属也要同时戴上口罩。

白血球下降带来的感染症虽有十次让我延长住院一个多星期，但我非常幸运，并没有让细菌、霉菌及病毒严重感染成败血症、肺炎或肠胃道的严重伤害。更幸运的是，我的心脏、肝脏、肾脏及膀胱没有受到化学药剂的毒害。很多病友就在化疗期间，因不幸受到严重感染而死亡。

由基因工程合成的白血球生成素，这个时候就显得非常重要，借由注射，很快就能提升白血球的数量，可缩短感染期，减少感染症之发生。此时每天抽血报告的白血球数字，就成为我最期待、最关心的事，因为只要白血球的数量回到一定标准，体温恢复正常后，就是再一次通过鬼门关的考验，可以高高兴兴办理出院，回家继续休养。

2. 血色素下降

每次接受化学治疗后，血色素由正常值的十三至十五降到八至九克／百毫升，这个时候会出现脸色苍白、全身乏力、精神不济的症状，稍微动作即气喘吁吁。

还好，我血色素不足时，主治的郭医师总会在最适当时刻决定输血，此时最需要的是血库中“捐血一袋，救人一命”善心人士的捐血。我对这些无名英雄的爱心奉献由衷感佩。

3. 血小板不足

化疗后骨髓受抑制会产生血小板过低或发生凝固因子缺失的状况。正常人血小板数量为每个单位十五万到四十万。每次化疗后我的血小板大多会降到一万以下，曾经有一次降到两千左右，此时凝血功能会出现严重问题，如果血管不慎出血，就相当危险，万一引发颅内出血，后果更不堪设想，不是猝死、成植物人就是半身不遂。猝死还好，一了百了，万一成为植物人或半身不遂那可就有得拖了。癌症已够难缠，再加上上述症状，化疗势必半途而废。我有个学弟也因不幸得了白血病，做第二个疗程化疗时，就因颅内出血导致半身不遂，最后只有让死神慢慢折磨，痛苦而死。

每当我在血小板数量最低时，全身皮肤就会布满斑斑红点，令人不寒而栗，望之生畏。医护人员会不断警告要躺在床上，尽量避免下床走动，甚至连翻身或起床的动作都要放慢，以免脆弱的血管破裂。此时常会有护理师问我愿不愿意接受医专老师对实习护生做实际案例的教学。为了提供护生们有好的学习机会，我乐于接受。

此时郭医师为了让我早日脱离危险期，也常在适当时机为我输入血小板。

恶心、呕吐、食欲不振

抗癌药物主要是毒杀不断快速分裂的癌细胞，而人体其他快速分裂的细胞如头发、皮肤细胞，以及口腔、食道、胃、肠、肛门的黏膜细胞等，同样也遭毒杀。

用药后三到七天首先出现的是恶心呕吐等副作用，说到恶心呕吐，没有身历其境的人很难想象有多痛苦。我先以一个晕船实例做比较，因为大部人曾经有过晕车、晕船的经历。

记得三十多年前我在军中驻防马祖北竿岛时，有一次乘坐运补船到离岛的亮岛视察。出航时海上只是小浪，很顺利抵达。回航途中不幸遇到八九级强浪，因运补船底部是平的，吃水不深，因而前后左右颠簸摇晃得很厉害。全船百余人吐得东倒西歪，连海军官兵都受不了。原本我不太会晕船，可是这次风浪实在太大，航行时程又拖得很长，终于撑不住。先是恶心感排山倒海而来，接着胃里未消化完的食物不断翻搅后，一次又一次地吐出来，吐到胃部没有东西连苦胆水都吐出来，整个身体虚脱瘫痪，天旋地转。因运补船没有座位只好坐在甲板上，而甲板上到处是全船人吐出的又酸又臭的刺鼻秽物，随着船身的颠簸四处窜流，更让人恶心。

虽然这次晕船经验让我终生难忘，但我承受化疗恶心呕吐之苦后，就觉得那一次在军中的晕船恶心呕吐之苦不算什么。化疗恶心呕吐之痛苦，是因为身、心同时处于最痛苦的状况下，时间又长达五至七天之久，一次又一次的呕吐排山倒海而来，这段时间胃里早已吐光，什么都不想吃，但不吃又不行，平时最喜欢吃的美食这时也倒尽胃口。尔后一个接一个的疗程都逃离不了化疗的荼毒。也难怪很多病友拒绝接受化疗，或治疗后承受不了痛苦半途而逃。

让我抗癌情绪陷入最低潮，求生意志最薄弱的时候，不是面临死神逼迫的关头，而是恶心呕吐的化疗副作用。我常会兴起一个念头，觉得与其这样煎熬受苦、没有尊严苟活下去，不如早点离开人世解脱痛苦。

毛发脱落

毛发细胞是人体快速分裂的细胞之一，也是化疗药剂毒杀的对象。在化疗大约十五天后开始掉发。多数患者很重视仪容，从而排斥化疗，尤其是女性患者非常在乎容貌及形象，掉发后最是伤心。

因为我从小学到读高中几乎都是剃光头，在军中近三十年也是理小平头，所以化疗副作用的掉发尚能适应，甚至不等到脱落就先剃光头省得麻烦，反正停止化疗后就会长回来。倒是骨髓移植前的超高剂量化疗加上全身放疗造成的头发脱落，在移植后慢慢长出的新发让我舍不得，因为它们自然卷曲，还满好看的。也许是出于补偿心理，我舍不得修剪，一两年后成为披肩大卷发，比美发院做出的发型还帅气。

头发留得太长，出游时常引来异样的眼光，有人说我像艺术家，有人说我像达摩，更有人说我像流浪汉，最后连自己都厌烦了，经爱妻嚓一刀，帮我理发恢复平头，还我本来面目，清爽又自在。

口腔溃烂，牙龈肿胀，食道、胃、肠壁受损及肛门裂伤

好不容易熬过恶心呕吐最痛苦的阶段，开始有食欲想吃东西时，口腔黏膜的上皮细胞剥落又造成口腔溃烂、牙龈肿胀发炎以及食道受损。吃饭时最是痛苦，每吃一口饭，咀嚼吞咽都很难受，为了补充营养，又不得不吃，只好忍痛细嚼慢咽。

对口腔卫生，此时也特别讲究。我清洁口腔常用漱口药水漱口以及软毛牙刷刷牙，以避免食物残渣留在口内，造成细菌在口腔内繁殖的机会。针对口腔溃烂，医生也会给我实施药物涂抹治疗。

化疗后对肛门的保健更为重要，每次如厕排便后，肛门很容易裂伤出血，用卫生纸擦拭会加大伤口裂伤，造成病

菌入侵，所以只能以温水清洗。并且要每天一次，以稀释优碘液坐泡肛门半小时，以防止细菌在肛门繁殖并由伤口入侵体内。

化疗后肠道及胃的上皮细胞受损，致偶有下痢的事情。还好，不是经常有，也不算严重。倒是有一次半夜上吐下泻都是血，急坏了爱妻及住院医师，还好，做胃镜检查，只是因胃壁受损较严重而出血，医师开立药剂，休养几天后就好了。

嗜睡、亢奋、失眠、尿失禁、神志不清、精神恍惚、幻知幻觉

化疗副作用有些也会因人而异。我在药剂注射后，就开始昏睡，除了上厕所外，其他如吃饭、医生巡房与护理师例行检查及亲友探视等，多是昏睡中被叫醒。偶尔醒来，眼皮也是千斤重，又合上眼继续昏睡，一直到三四天后药剂打完才清醒。此时白天恶心呕吐一个接一个而来，晚上则因症状减轻，精神极度亢奋，经常三四天无法合眼入眠。白天恶心呕吐来折磨，漫漫长夜睡不着更是痛苦，只好找书来看。

爱妻是金庸武侠小说迷，早就建议我不妨看看当时正风行的武侠小说。我原本对武侠小说的天马行空不感兴趣，人在生病时花脑筋的书看不下去，反正看武侠小说不花大脑，姑且看看再说。不料，一看就着迷，居然可以三天三夜不合眼，像吃了兴奋剂一样精神特别好，连护理师都感到惊讶，视我为奇人，但也告诫我要好好休息。此后只要化疗，我就对不必花脑力的金庸武侠小说手不释卷，这成为排遣时间与暂时忘记痛苦的良药。金庸武侠小说全集，就是在化疗期间很快看完的。

极度亢奋过后，精神耗损变成极度疲劳，但同样的也是晚上睡不着，只好请住院医师开安眠药。吃一颗并没有发挥作用，增加为两颗，结果半夜尿床，很不好意思。在连续几天半夜尿床后，我宁可睡不着也不敢再吃安眠药。除了尿失禁外，吃安眠药还有更可怕的副作用。有一次在半睡半醒精神恍惚时，我的手在空中乱挥舞，爱妻问我在干什么，我说看到不干净的东西。又有一次半夜迷迷糊糊起床，我自言自语说家中有急事要立刻赶回家处理。那天夜晚是女儿在照顾我，被我突发的举动吓了一跳，一头雾水，找来护理师也发现我言行举止异常。好在慢慢清醒后，我发觉是自己像着了魔似的在胡言乱语，羞愧地回到病床上倒头又睡，留下满脸狐疑惊愕的女儿及护理师。

遭遇瓶颈的无奈

规律而间歇的治疗进行到第八个疗程，也就是一年四个月后，我的病情仍然无法获得缓解。所谓缓解就是引导性化学治疗后，让骨髓恢复正常功能。此时的血癌细胞大约是原来的百分之一左右。接着巩固治疗期把残余的癌细胞消灭，使剩下之血癌细胞数目达到小于万分之一的理想，并能维持一段较长时间甚至完全缓解。

郭医师面色凝重地找我们夫妻诚恳详谈，说他已尽力，可以使用的药剂均已派上用场，并且在化疗处方上，已运用多种药物不断交互使用的复合式化学治疗，仍不见起色。所用剂量之高令他感到心寒，不敢再提高，因为那会使我发生严重并发症及副作用，尤其对我的内脏会造成严重伤害。

谈到可否做骨髓移植，郭医师持保留态度，主要是我年纪较大，已经超过当时适合移植的年龄。最后建议我不妨先到北部更大的两所公立医院去诊疗。

怀着沮丧的心情，带着郭医师开立的病历表，我们来到某大公立医院。事前请教过医界的朋友，给我们推荐了某位权威血液肿瘤科主任医师的门诊挂号。当这位主任医师看了病历后，就非常严肃地说："长庚医院医师已经很高明，他们没办法医你，我们医院也没有办法医你。"并表明为了慎重起见，先做骨髓穿刺检验再说。

一个星期后再次依约门诊，医师肯定地说，无法医治，并拒绝安排住院治疗。我原本的一线希望也破灭了。最后医师建议，在不久前台湾医学界曾邀请大陆上海某医科大学血液科名医来台演讲，提到大陆有新药对血癌治疗效果很好，要我自费亲自到上海向这位医师购买药剂，并带回台湾到医院施打。我们夫妻俩表示要慎重考虑一下。

我们夫妻到候诊室讨论，认为此举无异于当其试验的小白鼠，风险相当高。我们夫妻共同认为不到最后关头不轻易接受。不久后医师到候诊室问我们是否同意，我们的答复是暂缓一段时间再说。医师面带愠色，很不屑地对我说"你很快就会复发"并悻悻然离去，再也不理会我们。

之后我心中一直对这位医生有怨。直到多年后当我学会反面思考问题时，还真感谢这位医师，如果他硬留我住院治疗，可能就没有尔后抗癌成功的我。

同是病房罹癌人，相逢何必曾相识

在化疗住院期间我与同病房的曹先生成为无话不谈的病友，他年轻风趣，人长得帅，学识渊博，外文又好，很多实习护生空闲时常爱找他聊天。不久后我们各自转到不同病房。有一天他来看我，说我以前在东引外岛任职时，有一位预官曾经是我的部属，而且曾经受到我的重话责备，现在也不幸罹患白血病，曹先生问我是否愿意见他。

这位预官我印象特别深刻。其实在部队管教，我着重在下级主官的言行，我脾气再不好，一般来说，对基层预官与士兵我是很少说重话的。而这位预官是奉派技援到东引某小学的数学老师，有一天在下课时遇到他未穿军服上课，我先是提出警告，要他穿军服上课。他反驳说，穿军服不会受到学生尊重。我当场责备他并纠正他错误的观念，并表示再看到他穿便服上课，会立即要他归建，并换人上课。

结果不到一个月，再次看到他仍穿便服上课，我立即下令要他归建。当时的何校长带着师生的请求来说情也无济于事，反被我拒绝而红了眼眶。其实穿不穿军服见仁见智，军中也没有法令规定，可以说穿与不穿军服，在当时我说了就算规定。在军中讲求的是服从与纪律，我当时只是看不惯他的态度而有所责难及处分。这对他的自尊心以及校长和听他授课的学生何尝不是一种伤害，只是当时我不会反省自己，总以为自己理直气壮。

八九年后这件事情我早已忘记，经曹先生提及，我直觉认为当时是我错了。对他来说当时的恨，可能永远记在心里。于是我请求曹先生带我到他的病床前向他郑重道歉，还好他深具雅量不计前嫌而与我握手言欢。看他受到病魔的摧残比我还严重，令人疼惜。之后我们在住院的两三个月期间相互加油打气与祝福，但很不幸的，他受不了化疗药剂副作用折磨，早一步离开人世，我感到非常难过。这件事让我在生病后，对过去所做的错事，开始有了忏悔心。

第三章

缓解期间的大转折

贵人的及时建议

在医院治疗遇到瓶颈无以为继、彷徨无助时，我想起住院时，有位熟识的母校艺术系魏立之教授，曾到医院探望，并建议我吃有机蔬菜汁（事后才知道是当时正在风行的生机疗法之精力汤），以强化免疫功能。当时只是姑且听之，并没有认真思考，总以为那是无稽之谈。

在正统西医束手无策下也只好死马当活马医，于是夫妻俩前往魏教授家再度请教。魏教授伉俪非常热心地指导我们有机蔬菜汤的做法，并送我一卷由国际知名癌症研究专家雷久南博士演讲的有关身、心、灵全方位抗癌的录音带。

早在罹癌的前一年我就想体验田园生活，于是与朋友一起报名参加我家附近由龙潭乡农会主办的“市民农园”，在那里租了一小块农地，做一个现代农夫。自此，每日利用晨间或下班后的时间，我就到农园种植有机蔬菜。在生病住院期间，因农园一直有朋友帮忙照顾，所以取得真正的有机蔬菜没有问题。在决定喝蔬菜汁后，每天都会到菜园采取新鲜菜叶，先采取获得容易但虫不爱吃的地瓜叶、红菜叶、角菜（珍珠菜）、川七等，任选三至五样加上苹果，用果汁机打成汁，每日早、中、晚餐前各饮五百毫升以上。

在聆听雷久南教授的录音带后，又到当时方兴未艾的有机健康食品专卖店，选购有机健康食品，并买了姜淑惠医师有关现代人健康之道的生机饮食观念录音带，回家认真聆听。

励行生机饮食疗法

约一个半月后，我还是回到长庚医院请求郭医师继续治疗。当骨髓穿刺检验报告出来后，郭医师非常惊讶，因为我的癌细胞已经降到缓解的标准。郭医师问我吃了什么药，我表示已经开始尝试生机饮食。郭医师肯定生机饮食能增强身体的免疫功能。不过他也认为最后一次的疗程，使用的化疗剂量非常高，也有可能是药剂的抑制作用。

不论如何，我已初步感到生机饮食给我带来最后一线希望，更让我身心感到健康喜悦。于是决定改变饮食观念，励行生机饮食。

为了进一步了解及研究生机饮食，我开始认真搜集有关资料。如译自美国的《新世纪饮食》，作者是约翰·罗宾斯（John Robbins），此人带有传奇性色彩，他不要父亲的“冰淇淋王国”事业，与妻子到孤岛回归七年自耕自食的简单生活。另外一本书，也是译自美国、由一位在加州默默耕耘二十年的大自然农夫鲍伯·肯那德（Bob Cannard）所著的《新世纪农耕》。此外，汉声杂志社出版的《有机报告壹：有机蔬菜》《有机报告贰：自然农法》《有机报告叁：日本 MOA 的自然农法》三本书，以及由学贯中西医的姜淑惠医师所倡导的健康之道的理论与实践，加上由身上割掉很多器官的抗癌奇人李秋凉女士以“生机换生机”的现身说法等，均带给我很多启示。但我也陆续看到很多对生机饮食持保留态度的论调，甚至有关负面的报道等，同样也让我不敢掉以轻心。

最后我综合所有倡导生机饮食的理论与实际，以及对生机饮食存有的疑虑与非议，再三斟酌考虑之下，按以下认知去励行实践：

- 励行生机疗法，但不放弃正统医疗。
- 当白血球达到一定的数量时（三千／毫升）才实行生食。
- 健康素食必须重视“均衡”饮食，是为健康而食，非因信仰因素诸多避忌而食。
- 不适合生食的蔬菜，不轻易尝试。
- 生机饮食必须注意安全，重视卫生，生食的蔬菜绝对不使用农药及化学肥料，而且是不受污染、没有虫害，特别是不能有蜗牛爬过的蔬菜，最好是自己种植吃得安心的蔬菜。

有了以上认知后，我当机立断将饮食习惯做了一百八十度的改变。

从市民农园到空中菜园

市民农园源自德国，德语是 Kleingarten，原为小花园、苗圃的意思。原是由一位精神科医生史威伯博士（Dr. Schreber）所创导的医疗方式，它让饱受工业文明所带来的工作压力，以及身体因缺乏运动与休闲导致百病丛生的都会区居民，有一块可以亲近泥土、拥抱自然的休闲地。同时也是病人或者一般居民种植蔬果、莳花弄草、劳动流汗、享受耕耘收获乐趣，并分享经验及成果、联络情谊、促进互动的场所。这种方式对于医治现代人因身心的压力所带来的疾病，有意想不到的功能。

史威伯博士的智慧，让德国的市民农园受到世界各先进国家的仿效。欧洲很多国家为了国民健康及生态环境保育，制定很多休闲及休养计划来推动，将过去纯以医疗及生产的市民农园，转变为一种生活方式与生态保育的市民活动场所。善于模仿创新的日本，学习德国的市民农园更有“青出于蓝而胜于蓝”的成就，尤其在“住宿型市民农园”的推动上，近年来的发展比之德国丝毫不逊色，成为日本深受欢迎并蔚为风气，体验亲近自然与泥土的田园生活。

台湾地区从一九九四年开始参考学习德国与日本的市民农园经验，在农业部门的主导下，各农会陆续推动展开。在罹癌一年多前，因缘际会之下，我与朋友报名参加由龙潭乡农会所承租农地规划经营的市民农园，开始与自然泥土接触，享受田园乐趣的生活。

农会定期派专家至农园讲习，主要重点放在病虫防治及肥料使用上。当时我就坚持原则，既然要种，就要挑战高难度兼顾营养、安全、卫生、无污染且具有原味的有机蔬菜种植，所以坚决不使用农药及化学肥料。

很不幸，一年多后我罹患血癌，农园由好友帮忙种植。当癌症治疗遇到瓶颈、医院束手无策，开始以生机疗法当最后一线希望而励行生机饮食后，我每日往返市民农园耕种，并采撷菜叶供调制精力汤食用。因菜叶需求量大，自己种植的不够供应，农园的朋友们非常热心地提供给我，所以菜叶获得不虞匮乏。

病情缓解期间，我重新思考，市民农园政策虽好，但农政单位并没有好好规划执行与有效管理。如部分承租户“三天打鱼，两天晒网”，结果农园杂草丛生，最后任其荒芜。农园无良好的排水沟渠，致大雨后排水不良，满地泥泞，种植的蔬菜被水泡烂。加上公共厕所乏人管理，又脏又臭，园区到处是积满酸臭污水的大大小小容器，处处堆置等待发酵、分解作为有机肥料的牲畜粪便，造成蚊蝇滋生、蛇鼠肆虐。随着农园环境越来越恶化，让我原本的兴致也随之递减，最后连到农园都视如畏途。

后来，我尝试在住家透天厝三楼半的露台，使用保丽龙鱼箱种植蔬菜，没想到效果出奇的好。于是跟爱妻商量将二十余坪的四楼顶改建成空中菜园，虽然所费不赀，但为了健康以及免除每天必须开车往返一个多小时到农园忍受日趋恶化的环境，还是相当值得的。

当顶楼空中菜园做好后，我先到鱼市场陆续搜集两百多个保丽龙鱼箱。虽然我曾经看到报道保丽龙箱有可能释放毒素，不能作为种植蔬菜的资材，但我查看过很多资料，并没有直接证据显示在常态下保丽龙箱会释放毒素，更没有看到报道说植物的根会吸收它的毒素。

找好鱼箱后才发现它直接放在楼板地面，会造成底部积污水并造成排水与通风不良等缺失，于是又买了空心砖垫高。如何取得干净无污染的土壤，是种菜最重要的课题。森林下面充分分解的腐质土壤，未受污染又富含有机质，是最好的种植土壤，可是在都会区要大量取得，谈何容易。此时，看到附近人家将平房拆除改建为透天厝，正在挖地基，挖出的红色土壤是早期砖窑场做成红砖的最好土壤。这些土虽然干净无污染但黏性高，排水不良加上几乎不含有机质，根本不适合种植，但我还是大胆尝试，花好几天的时间一袋袋提到四楼楼顶。

正好此时桃园县举办有机蔬菜种植示范。我在参观后看到他们生产豌豆苗的“福田农场”，利用其采收豌豆苗后废弃的豌豆头，加上其他资材研发出的“桃农介改二号”介质土，种出非常健康漂亮的有机蔬菜后，我就决定先到“福田农场”参观。

在农场主人詹姓父子热心指导下，我购回介质土与原本黏稠透气不佳的红土以及建筑用的河沙，按比例搅拌改良，成为松软透气的种植土。同时在空中菜园保留部分空间作为搜集自家及左邻右舍的厨余之用。并在保丽龙鱼箱中，以一层种植过后的土壤、一层厨余的方式堆满后放置一旁，让蚯蚓及微生物去慢慢分解。四五个月后它又成为肥沃干净的种植土壤。如此，箱植土壤在不断更替后，不到半年就变成非常松软且富含有机质，无论透气性或物理性均佳的有机土壤，最适合种植。

自此以后，我种植的蔬菜，棵棵健壮翠绿，很多慕名而来的参访者，看到我的成果莫不啧啧称奇。尤其看到一个保丽龙鱼箱竟然能种出二十多斤的大冬瓜，更是惊讶！

第四章

复发噩梦危机变为转机

复发噩梦

主治医师早有警告，成年人白血病接受化疗缓解后迟早会再复发，所以在缓解期间每个月都要战战兢兢回长庚医院门诊追踪检查，主要是做骨髓穿刺检验。一年多来每次回诊检验报告都相当正常。虽然知道复发的概率非常高，但我多么盼望能够永久缓解，远离癌魔。

不幸的，在缓解一年四个月后，每个月的检验报告结果越来越糟。郭医师要我再住院接受治疗，并告知又有几种新药可供医疗用。心情再度陷入谷底，又要开始接受那令人丧胆且遥遥无期的化学治疗。虽然在缓解期间体能已调养到最佳状态，但想到那像人间炼狱般的痛苦折磨就不寒而栗。想逃避治疗寻求另类疗法，但心里明白，其他癌病或有可能有少数的奇迹出现，而急性白血病若不赶快积极治疗而延误时机，病情会迅速恶化造成无可补救的遗憾。

带着沮丧的心情我又回到医院，继续接受一次次的痛苦化疗。除了把生命交给医院及医生外，我已六神无主，无奈又无助地等待死神召唤。

爱妻明智的建议

此时爱妻适时提议，不如到山上找一块地，远离尘嚣自耕自食。管它还能活多久，只要多活一天就多赚一天。

早在四十多年前“年少轻狂”的时候，曾熟读一首深具禅意的佛偈：

净洗浓妆为阿谁，子规声里劝人归。
百花落尽啼无尽，更向乱峰深处啼。

在少不更事的当时，居然对此佛偈若有所悟，时常想到将来职场退休后，总有一天要归隐山林过着现代陶渊明的生活。可是退伍后被名缰利锁羁绊，直到癌魔缠身，身心受到重创，在爱妻的提议下，冥冥中好像听到乱峰深处子规鸟的声声呼唤，才做了归隐山林、投入大自然怀抱的大胆决定。

于是在两次化疗中的休养期间，开始寻觅适合的山林地，心想不管还能活多久，我无惧于复发后随时有可能向阎王报到，一心只想死也要死在大自然的怀抱中。

由于当时农地只有自耕农身份才能购买，我不具备自耕农身份，只能购买林地。而我理想的山林地是最好还要附带建地，加上要有充足而干净的水源及秀丽景观、交通便捷、价格公道等条件。能符合这些要求的山林地少之又少。我足迹遍及台北县、桃园县、新竹县甚至远到苗栗县的浅山地区，结果找了一年多仍然没有中意的山林地。

以书疗伤止痛

住院期间为了打发时间并可暂时忘记痛苦，我先是看不花脑筋的金庸武侠小说，等他的全集看完后，选择李敖的全集来看。李敖的著作过去大部分是被查禁的，尤其在军中更被视为异端邪说，其人也被看成洪水猛兽，避之唯恐不及。随着解严开放，他的著作一时洛阳纸贵，我选择看他的著作是因心情郁闷沮丧，不在乎他是否文如其人。他的很多观点我不敢苟同，只因病中看他的书不必花太多脑筋且能让人精神亢奋，看他骂人骂得淋漓尽致真是痛快，也消解我生平诸多恨事。

真感谢金庸及李敖两位先生的大作，陪伴我度过住院化疗期的痛苦疗程。但看他们的大作虽然越看越引人入胜，但看完了什么也不记得，除了忘记暂时的痛苦外，并没有给自己带来积极的启发作用。

就读研究所的女儿，把她所学森林资源保育所购的诸多相关参考书籍看过后搬回家中。这些书籍正是我要打造现代桃花源的入门书籍，特别是有关环境保护、生态保育方面的书籍。女儿知道我在找山林地，准备打造理想山居庭园，送了一本最实用的参考书给我，书名为《生机花园》，副标题为“与野生动物共享的花园观”，是由美国著名的作家莎拉·史坦因（Sara Stein）女士所作。

这些书籍后来都给我带来很大的启示，指引我在山居岁月中打造理想的生机花园，几乎没有走偏方向及发生重大错误，让我的生机花园真正成为人人称羡的众生天堂，我们夫妻更被视为神仙眷侣。

主治医师正确判断，大胆的建议

复发后第三个疗程化疗期间，有一天郭医师在例行巡视病房时，改变了先前的认定，问我是否愿意接受骨髓移植。他表示，以我五十三岁做移植年龄是高了点，在当时受限于医疗技术，通常最高龄也只是四十出头。虽然长庚医院当时还没有对那么高的年龄做过移植，但在美国，身体状况特别好的，有五十岁以上的成功移植纪录。

郭医师长期以来细心观察我的身体，认为我对承受化疗之痛苦与副作用有着天赋异禀的能力，加之抗癌意志超强，夫妻及儿女们更能同心协力全面配合，原本因年龄过高不列入考虑的骨髓移植，重新评估后对我有了充分信心，所以愿意为我做周边血液干细胞移植。而且他也明确地表示，唯有如此才有治愈的机会。

我立即向郭医师表示同意接受髓植，郭医师问我有没有兄弟可供捐髓，我表示有哥哥及弟弟。郭医师要我们跟兄弟商量后，安排比对。于是我们夫妻先找较年轻、健康状况良好的四弟及弟媳商量，他（她）们都很高兴，慷慨地答应愿意捐赠骨髓，于是一起依排订的门诊时间至长庚医院做抽血配对检验，结果是白血球抗原相合，可以捐赠。我真是非常幸运，就算是兄弟姐妹，也只有四分之一的配对成功概率。

危机变转机

我没有任何宗教信仰，可是在此时，我相信冥冥之中必有主宰。我不断向上天忏悔我这一生的罪过，祈求上天原谅我并救救我。我向老天发大愿，如能让我起死回生，我绝对会将有用的余生投入利益众生之事。当然老天不会直接响应我，甚至还不断加重对我的磨难与更艰苦的考验。可是说也奇怪，从此以后我只要陷入低潮、遇到挫折、面临危机时，似乎总有一股能量指引着我，或激发我的潜能，或给我智慧，或是贵人来相助，最后也都能让悲观变为乐观，使逆境成为顺境，甚至化危机为转机。一直到二十年后的现在，不同的时间，不同的阶段，仍会有贵人及时相助，而且也都被不可思议的力量巧妙安排，心志潜能也不断地被激发。

现在回想起来，我不知道这样引用孟子说的话，来说明我所受的困顿与转机是否恰当："故天将降大任于斯人也，必先苦其心志，劳其筋骨，饿其体肤，空乏其身，行拂乱其所为；所以动心忍性，增益其所不能。"而"天将降大任"并不是所谓救国救民的重责大任，我也不是那块料。我想老天爷只是要我做些有益于世道人心之事，就算我只是个微不足道的小人物，老天也不会放弃，更要以各种磨难来激发我的心志，增强我欠缺的能力来服务众生。

第五章

骨髓移植病房的春天

从犹豫彷徨到当机立断

当我表示愿意接受骨髓移植后，其实内心还是很矛盾，反而让我犹豫不决。因为先前同病房熟识的一位病友在移植时不幸发生严重感染而过世，也有一位病友骨髓移植后再度复发，加之病友们口耳相传，骨髓移植成功率不但不高而且苦不堪言，因而对移植我产生了恐惧心理。

我曾有打消接受移植的念头，并想到近四年来的化疗虽不曾完全缓解，但也“苟延残喘”一段时间，只要能够活下去，化疗再苦我也愿意承受。何况在医学发达的今天，等待新药的出现或发现新的治疗方法，我还是有机会治愈的。

当我把想法告诉郭医师，经他深入剖析：“化疗虽可暂时抑制癌细胞延迟复发时日，但能够使用的药物均已重复配合使用。而需要引进的新的药物，从临床试验，经过严谨的证实其疗效及安全，再到引进，还有一段漫长的时间，能否等到那一天还不知道。何况你随时都有可能复发，严重时就像山洪暴发，来势汹汹，届时只有束手待毙。而造血干细胞移植的医学技术已非常成熟，能使白血病的病人见到光明。移植本身是相当安全的，大部分问题是出在合并症与副作用上。”

骨髓移植做与不做，几经挣扎。此期间又有一位曾是同病房的病友不幸过世，给我很大的警惕作用。当这位年轻病友在病情缓解时，医师建议他做骨髓移植，可惜受到家属反对而作罢。而且他陷入寻求另类疗法的迷失，到处求神、问卜、找秘方，结果病情恶化，延误时机，等再回到医院治疗想要做移植时，已经没有这个机会而一命呜呼！

庆幸我还有治愈的机会，应该好好把握住这个“稍纵即逝”的时机。也许错过这个良机，很可能我就会步入上述病友的后尘，于是下定决心，破釜沉舟，勇敢接受这个挑战。

移植前的周密检查与准备

骨髓移植决定在复发后的第四个疗程期间进行，我先培养好足够的体能，以承受进入无菌室病房严厉的挑战。住院后先做一系列的各部器官功能检查，包括血液生化，口腔 X 光，心、肺、肝、肾脏检查等。其中口腔 X 光检查发现，左右两边智齿长出后就斜躺在牙床上，被牙龈包住，外观是看不出来的。因担心在骨髓移植时，智齿万一突然长出来形成肿胀的外伤，有可能带来严重感染而影响移植安全，医疗团队经过讨论，要不要先开刀拔除，各有不同意见。

我虽然尊重专业，但认为几十年来它都静静躺在牙床上，不太可能在移植期间突然长出。何况开刀拔除，留下的伤口也极易受细菌感染。最后经医疗团队审慎地考虑决定不开刀，我好高兴，至少可免进开刀房受一刀之苦。

为了方便在移植病房注射各种药剂，除了原已装置的人工血管外，此时也完成右心房导管装置，以利移植时注射药物和血液制品或抽血检验。

移植前再经过郭医师、谢素英老师及社工师曾文玲小姐在百忙中拨冗分别与家人多次恳谈，除加强病人及家属心理建设外，还详细介绍骨髓移植整个疗程，以及可能发生的合并症与副作用。尤其是谢素英老师连续几天巨细靡遗地说明、讲解及先期指导开放性右心房导管伤口的消毒等，以利出院重返家园的后续自行护理工作。

在进入骨髓移植病房的前三天，我先接受每天上、下午各一次共计六次的合并全身放射线照射治疗，以摧毁骨髓免疫系统和癌细胞。完成放疗后，在医护人员声声祝福下，我到骨髓移植病房报到。

此时心情真是百感交集，爱妻与女儿早在与谢老师及曾社工师恳谈时就泪眼汪汪。军人的气质教育，早已让我养成“打落牙和血吞”的硬汉个性，走在前往移植病房报到的长廊上，很少掉泪的我终于忍不住而泪眼涔涔，应了“男儿有泪不轻弹，只是未到伤心处”这句话。与癌魔长期抗战了四年，身心受尽痛苦折磨，能不能打赢这场抗癌战争，就在这最后一搏。成败难料，生死未卜，我大有“风萧萧兮易水寒，壮士一去不复返”的感慨。

无菌室病房的春天

在进入移植病房前，先在通道口做基本的消毒及穿上防护衣，进入病房后受到我的主护温玉娟小姐及全体值班护理师的亲切招呼与照顾，让一个重病病患在这里，第一个感受是受到重视的尊严，令人感动。

随后在主护协助下做优碘泡澡浴，完成全身彻底的消毒，浴毕立即进入无菌室。无菌室是一个密闭房间，约有五六坪大，除病床外包含卫浴、电视、书桌、健身脚踏车及空调设施等，并有电话可对外联络，容许家属一人早晚两次全身消毒穿上防护衣后进入探视。

在无菌室休息一天完成各项准备后，要再接受两天超高剂量的化学药剂注射，其目的是配合先前的全身性放射治疗，消灭身体内残存的癌细胞或致病病原细胞和抑制病人免疫系统，将空出的骨髓腔空间让给新的骨髓和干细胞，并预防外来输入的骨髓细胞受到排斥，重新建立病人的造血功能及免疫系统。

进住移植病房的四天前，四弟也进住医院先接受每天两次皮下注射生长激素，最后在大腿内侧大动脉内置入双腔导管，以干细胞分离机做造血干细胞收集，共收集了两天，每天约三四小时，做法有如一般的捐血。收集完成后随即送至无菌室，像输血一样，由心导管输入我的血管中。拜医学进步之赐，复杂的骨髓移植技术，运用于病患身上竟如此简单。至于输入的干细胞是如何进入骨髓腔，如何重新建立病患的造血功能及免疫系统，我们一般人是无法得知其奥妙的。

超高剂量化疗与放疗共同引发的副作用

在无菌室完成造血干细胞输入后，约有两周的时间，是我四年来整个疗程中最艰苦难熬的日子，必须承受放疗、化疗及所给药剂的各种副作用，除恶心、呕吐、腹泻外，还有口腔、牙龈、喉咙、鼻腔、食道、肛门的溃疡与疼痛，并且出现发烧感染等严酷的痛苦考验，以及全身皮肤干裂不断脱皮，尤其是手掌、脚掌薄得像吹弹可破一般，连推点滴架或在室内走动，手掌及脚掌都有可能起水泡。而血小板数量降低造成皮下出血甚至担心有脑出血的可能。

有时痛苦是一个接一个连番折磨，有时是几个痛苦同时肆虐摧残，再坚强的病人也很难忍受这种像地狱般的痛苦折磨。

此时医护人员最是辛苦，一天三班的值班护理师，必须定期不断地仔细检查我的体温、口腔、肛门以及全身每一寸皮肤。至今回想起来，仍余悸犹存的是，因为鼻腔黏膜已被严重破坏，每次呼吸，鼻腔内就如同刀割针刺般痛苦，还不时流出鼻血。偏偏这时候又容易鼻塞，严重时完全无法用鼻腔呼吸，被迫改用嘴巴呼吸，结果喉咙同样受到伤害，加上无菌室长期空调排出的干燥空气更助长鼻腔、口腔干裂所造成的剧痛，喉咙鼻腔不断渗出血丝。

虽然护理师用氧气罩加水喷雾使吸入空气变湿润来改善，但效果不大。最后医生开了通鼻剂，但只能维持短暂药效，通鼻剂喷得越频繁，效果越差，反而带来排尿变迟缓的副作用，上厕所半天排不出尿，这种现象持续约四至五天之久。

医疗团队的全程关怀

长庚医院骨髓移植病房成立于一九九四年。成立之前由王博南医师衔命负笈美国学习骨髓移植最新技术一年，返台后精心规划成立骨髓移植病房，从无到有并进步到目前堪称数一数二的规模。而王医师更积极培养院内骨髓移植医师，并成立医疗团队，在移植病房成立五年多后，我有幸遇到技术成熟、经验丰富、救人无数的医疗团队。

在无菌室病房接受移植期间，每日由王博南、郭明宗、林栋梁三位主治医师轮流查房，他们都非常关心我的病情，并不断安慰鼓励我，给我加油打气。而我的主治医师郭明宗更是关心我，记得有一个星期天医生应该是休假日，郭医师来到我的病房探视，我感到很意外。他表示因为我正处于关键时刻，必须多加留意。能遇到如此关心病人的良医，真是幸运，他们的大恩大德，让我和家人铭诸肺腑。

活观音的慈悲心怀

骨髓移植病房成立前，任教于长庚技术学院的谢素英老师，亦奉派至美国学习髓植医护理技术，学成返台后在移植护理上，建立各项完美的制度与规定，亲自策划、教育、训练、督导并实际参与医疗团队工作。她学有专精，术德兼备，并将最可贵的青春岁月，无私无我奉献在建立制度、培育护理英才及照顾病患上。

她不仅是主治医师的得力助手，是护理工作人员的良师，更是指引病患及家属的明灯。每位病患及家属对谢老师在移植前的疗程介绍、心理辅导及协助完成各项身体检查、移植中的安慰鼓励，以及完成移植出院后的居家护理先期教导与叮咛告诫、热心回答指导居家护理期间病患及家属遭遇的问题等，都相当感动。而她特别注意定期回诊的检验与检验结果报告，若遇到无法当日得知结果的检验报告，或患者有安全顾虑的，也会电话告知。对她视病犹亲的服务热忱，所有病患及家属无不交相赞誉、感激不尽。

在无菌室接近康复时，有次她利用带实习护生的课余机会来病房探视，当时我感动莫名，在泪眼模糊中竖起大拇指，直夸护理师们服务病患的爱心与热忱真是了不起。她也竖大拇指谦虚地回敬我，认为我年纪已过半百，面对顽固癌魔仍有高昂斗志、老而弥坚，可敬可佩，的确是所有移植病患的模范生。

多年过后我才知道，谢老师这些工作，完全出自她教职以外的义务性热心指导与帮助，谨借此机会向她致上最高敬意。

另外也要特别感谢专业护理师尤美云小姐，在医学大楼血液科 7C 及 7D 病房住院期间，每次郭医师巡房她几乎都要陪同并记录，所以对我的病情了如指掌。每当我病情恶化、情绪沮丧或关键时刻以及重大节日时，无论在家休养或住院治疗，她都会当面鼓励我，或收到她自制的祝福卡片以及手机留言祝福，真是令人感动，心情也跟着好转，而且更坚定地要活下去，以不辜负关心我的医护理人员。

天使在人间无私奉献

骨髓移植病房的无菌室位于医院大楼内长廊尽头，给我第一印象是冰冷、孤立、狭窄、封闭、晦暗而无情的。实际上因为有了护理师们——包括我的主护玉娟以及杏宜、蕙琼、美莲、梅芬等二十四小时轮番以爱心、耐心无微不至地照顾，才让病房充满无限温情与盎然生机。她们真是上天派来的天使，给我这位濒临绝望的病患带来希望。

在与护理师闲谈中，我得知她们待遇不是很高，却心甘情愿在移植病房服务病患。她们比一般病房的护理师要付出更多的时间和精力，还永远带着天使般的慈祥面孔，做些更细心、更复杂、繁琐的护理工作。对她们的辛苦，我赞美不已。

她们把病患当成自己亲人一样来关怀，甚至比慈母还付出更多的爱心、耐心来照顾病患，即使对一些受不了痛苦折磨而不愿合作的病患，也从未看到她们面带难色地去责怪病患。她们更了解病患所受的痛苦，不时给予安慰、鼓励，这是我一生当中所见各大医院绝无仅有的。

好几次因化疗、放疗的副作用，让我频频腹泻，有时还来不及到厕所就泻在床上。当我羞愧地请护士来处理时，只见护士笑容可掬地说这是正常现象，请我不要难过，并动作熟练地换好新的床单。她们的爱心及敬业给我留下深刻的印象。

室内运动防止器官萎缩

无菌室中每天病人的必要功课是做各种室内运动，如吹气球运动、血小板高于两万时骑健身脚踏车以及推点滴架在室内来回走动，即使身体疼痛与不适到了极限也不容怠惰，而且每次运动完成后都要亲自填写记录。护理师对不愿配合的病人只是叮咛，但绝不会心软，因为这些运动对病人健康及预后非常重要，可避免心肺功能与肌肉萎缩。

记得同时在无菌室做移植的隔壁病房二十多岁年轻病友，因身体不适只想安静躺在病床上休养，抗拒做运动，护理师再三叮咛催促，他仍然无动于衷。后来护理师请我这位老大哥病友打电话劝他，他才勉强起床做运动，可惜这位病友出院不久后因合并症不幸过世。

多年后看到报上刊载，曾经做骨髓移植的一位女性病患相片，因肺功能萎缩，身体非常虚弱，骨瘦如柴对她已不是形容词，体重只剩二十多公斤，预后状况非常差。

还好，我在无菌室就算再痛苦也一向主动做运动，从未让护理师督促过。我的主护温玉娟小姐曾经告诉我，当护理师们知道有位高龄移植病人后，都很害怕照顾我——她们的共同想法是年纪大的病人一定脾气不好，难以沟通，尤其是要求做各项运动时会不愿配合；结果我这位骨髓移植的高龄病患出乎她们的意外，不仅配合度高而且从不让她们操心，最后更成为移植病房的模范生。

有愿最美，希望相随

骨髓移植前我已在苗栗县南庄乡买好山林地并完成整地工程，准备做完骨髓移植后就到山上盖房子，并举家搬到山上隐居静养。

在活过今天不知有没有明天，忍受化疗、放疗副作用的极端痛苦期间，有别于一般病人只是无奈地等待奇迹出现，我是一心一意只想着到山上筑梦造园。因此我带了很多参考书籍，尤其是台大教授韩选棠博士著作的《建设富丽农村》系列书籍在病房中仔细研究。特别是在无菌室骨髓移植进行到第三周时，植入的造血干细胞开始发挥造血功能，红血球、白血球、血小板数量快速增加，而各种药剂的副作用逐渐减轻，我身心也开始舒畅。此时播放森林交响乐曲，看着如何打造山居梦想房屋及庭园的参考书籍，心中充满愿景，所谓有愿最美，希望相随，我早把死生置之度外。

美食当前，味同嚼蜡

爱妻原本十多年前就有汽车驾照，但一直不敢开车上路。在我接受第二次化疗期间，为了照顾我，必须医院家庭两头兼顾，只好请邻居大男孩教她开车上路，熟练后只要我到医院门诊或住院都由她开车。特别是骨髓移植期间，她每日一至两次开车到医院探病。

在移植进入第十八天，血球数量接近正常值时，医师即宣布解除在无菌室中的管制，我可以自由进出至空间较大的髓植护理工作站走动。此时医生也开始要求我恢复自行进食，在这之前是靠注射营养针剂来维持身体所需要的养分。

因为长期未进食仅接受营养针剂维生，身体早已没有饥饿感，而口腔溃烂引起的疼痛又未完全康复，恶心感仍在，加上味蕾分辨不出味道以致毫无食欲，我就算勉强吃一点，也是食不下咽。但又不能不吃，因为能不能出院，完全要看进食的量，必须经护理师计算达到一定的营养标准量后，医生才会宣布概定出院的日期。

此时爱妻最是辛苦，每日中、晚餐必须在家中按营养师规定做绝对卫生、营养的食物，尤其又要兼顾食物的美味，开一个多小时的车程，送到医院。爱妻原本就是烹饪高手，家人能一起吃她做的菜，是最温馨幸福的，可是这时候我面对她送来的美食却是味同嚼蜡。可是，不吃不能出院，这一生中，这几天勉强吃饭成了最痛苦的事。

第六章

重返家园居家护理

居家环境清洁消毒——康复有保障

移植前谢老师先教导爱妻，如何做好居家环境的清洁维护，以利我出院后居家护理及休养。所以爱妻在我移植期间，利用空闲将居家环境做彻底清扫与整理。尤其是透天厝的三楼，将是我出院后独立的活动空间，为了防尘、防螨，必须将书房、卧房、衣柜间、卫浴室做彻底打扫并更新所有窗帘、床单、被套及衣服，爱妻忙了将近两个星期。

在血球数量达到最低的要求标准后，我自行饮食也逐渐恢复正常，医生终于准许我出院回家。我算是非常顺利成功完成髓植，在移植病房只住了二十二天，医院当时的最短纪录是一位年轻病友的二十一天。在医护人员祝福下，我重返温馨的家园继续做居家护理。

返家后因为免疫功能尚未恢复，必须彻底执行反隔离措施，除回院门诊检查外，我足不出户并谢绝一切访客。爱妻此时更是辛苦，在一楼忙完家务、照顾完子女后，必须换干净衣服才能到三楼，再单独为我准备餐饮。而我使用过的床单、被套及衣服也要每天勤于更换清洗。

步行复健——户外有蓝天

出院后每日必须保持适量的运动，但我也只能在室内走动活动筋骨，并持续做吹气球运动锻炼心肺。

如此熬过三个月后，总算免疫功能增强，白血球数升到三千左右。虽然比正常值仍然少一点，除避免到公共场所及人多的地方外，我已经可以到户外自由走动。

这段时间我选择住家附近，车程来回不超过一个小时，如大溪百吉步道、头寮步道、莺歌的莺歌石步道、三峡鸢山步道、石门水库后池环湖步道及石门山步道、新埔九芎湖、箭竹窝步道等做步行复健。

当时正值春光明媚、鸟语花香的季节，能有爱妻的陪伴到户外自由走动，呼吸新鲜空气，享受蓝天绿地自然美景，内心有着莫名悸动。因化疗、放疗后皮肤变得非常敏感与细嫩，不能直接晒到阳光，一个大男人连春天的晨间在和煦的阳光下，也要穿着长袖衣服与长裤，并戴上遮阳帽撑着阳伞，全身包裹密密麻麻，走在步道上常引来路人侧目与异样眼光。此时我不在乎别人的看法，只要对复健有利的我都乐于去做。

步行复健随时要注意左胸前开放性右心房导管开刀伤口的绝对安全，以避免病菌感染，所以速度要放慢，走走停停，不能让流汗浸湿伤口。否则就必须立即停止步行，迅速赶回家中洗澡后做伤口消毒。一次消毒下来必须花掉一个多小时，因导管的开刀口距心脏才十公分左右，万一伤口感染而发高烧，就要立即回长庚医院急诊，否则会有生命危险。

这也就是我用“步行复健”，而非“健行复健”名称的原因。伤口消毒，是移植后每天沐浴完的例行工作之一，持续四个多月，不敢有任何疏忽。听后来的病友说，他们出院前导管就拿掉了，少了麻烦也减少感染机会，真好！

既期待又怕受伤害——“排斥现象”

主治医师曾告诉我，排斥现象是正常的，而且一定要有，但又不能太严重甚至危及生命安全。所以骨髓移植完成出院后，我最期待的是出现轻微的排斥现象，一般如口腔、舌头溃疡，牙龈肿胀溃烂，干眼，皮肤红疹发痒，等等。但也最怕出现肺、肝功能异常等。我在移植出院后不到半个月，前胸及背后皮肤出现一大片红疹，而且奇痒无比，舌头也有轻微的溃烂。经回院门诊，郭医师表示这是典型的排斥现象。主因是新的免疫功能已建立并排斥我原本残存的免疫功能。

如果以成语“鹊巢鸠占”来解释异体骨髓移植是最恰当不过的，移植目的就是要让“鹊巢鸠占”，有排斥是正常的，而且理想的结果一定要“喧宾夺主”。主客在体内大战也要速战速决，否则陷入长期的游击战，那病人也得忍耐长期排斥带来的痛苦与不适。与我同时做移植的病友三到六年后仍有排斥现象，如口腔舌头溃烂、干眼症，等等。

其实医学发达的今天，骨髓移植技术已不是大问题，能否顺利克服排斥现象与感染才是关键。很多不幸移植失败的病友，就是无法克服排斥与感染而离开人世间，真是替他（她）们难过与惋惜。

迈向康复之路——严重考验才开始

顺利完成骨髓移植出院后，我原本天真地以为已经移植成功，其实最严酷的考验才开始。这个时候除了要依照医护人员的嘱咐，确实做好居家环境绝对清洁卫生及持恒的必要运动，以避免心肺、肌肉功能萎缩外，至于感染、间质性肺炎与“抗宿主”严重反应等均具有致命的危险，而最怕的是移植失败癌细胞复发，所以仍要战战兢兢、小心谨慎。

我很幸运，骨髓移植后，除了出院不久身上起红点发痒的排斥现象不到半个月就消失外，以后就没有任何明显的感染与排斥，因此医生也没有开立任何抗排斥的药物。有些病人则因长期服用类固醇抗排斥，而造成“月亮脸”“水牛肩”的副作用。

随着病情稳定，回医院门诊追踪检查也由最初的三天一次，改为一周一次，尔后依序延长至两周、一个月、两个月、三个月、四个月，到后来半年才回院门诊一次。髓植后十六年来每次检查，无论红血球、白血球、血小板，还是血液生化的肝、肾功能，以及肺部、心脏功能检查都非常正常。感谢幸运之神特别关爱照顾我。

第七章

自我反思与检视——找出致癌因子

尽管处在知识爆炸、科技突飞猛进的今日，医学专家、病理学家也在不断研究，可是到现在并未能直接找出确定性的致癌因子，尤其是对白血病的成因，也只能列举致癌的诸多可能病因。

我不能完全满意他们的说法，同样的生活环境别人没有罹癌，偏偏癌魔选上我。既然专家无法明确病因，只好靠自己来检视，因为只有自己才是最了解自己的。于是，我从自己的成长背景与长期养成的个性、情绪、思想观念、行事为人、生活饮食习惯以及居住环境，等等，做全面且彻底的检视，对罹癌的原因，按“远因”“近因”及“不明原因”三方面来检讨。

远因方面

首先检讨自己独特的成长背景，有太多的悲情层层积压在内心深处，成为难以宣泄而严重斫伤身心的负面情绪与负能量。

其次是长期以来养成的个性与工作态度。在个性方面过于刚毅难以妥协，做人不够圆融，难以沟通。自以为择善固执、宁折不屈，别人却认为是高傲不近人情，顽固得像粪坑石头又臭又硬。既不是一个好主官，更不是一个好幕僚。在工作态度上做事急躁，要求立竿见影、事事圆满，讲求绩效，一丝不苟，精力过旺，层出不穷地要求改进，以致部属疲于奔命怨声载道。个性与工作态度上，诸多的坚持，以致招怨招忌，部属受伤害，自己也伤痕累累。

再则在饮食习惯上，长期以来食物不均衡，肉吃得多，青菜水果吃得少，甚至可有可无，爱吃属于垃圾食品的各种零食及常吃烧、烤、煎、炸的东西，甚至腌渍的食物以及上一餐的剩菜。身体长期接受防腐剂、有害色素及酸性食物毒害，岂有不生病之理。

近因方面

罹癌的前五年期间，工作态度上由满腔热血到满肚子不合时宜，含泪带怨离开军中。在没有好好规划调适下急着找工作，加上不如意的事情接踵而至，情绪陷入低潮之际，病魔乃乘虚而入。

另外居住环境全面恶化，住家周边工厂林立，四五公里外，垃圾掩埋场经常自燃，放出恶臭及有毒废气。住宅区内平房改建的高楼不断起造，形成巷道拥挤的状况，环境脏乱、空气质量不良。

不明原因方面

有可能是受到高压电波、X 光波、基地转播台辐射，以及农药、化学溶剂特别是甲苯等的伤害，这些都有可能是致癌的原因，但无法求证它们曾在何时何地直接或间接给我带来伤害。

在经自我检视，了解致癌可能的近因、远因、不明原因后，针对病情的缓急，我在饮食习惯、居住环境、个性与思想观方面，先后做了不同阶段的彻底改变。如今有幸走过成功抗癌路，证明我的检讨与改变是正确的。

第八章

山居岁月田园疗愈

自力造园乐而忘忧

无患居

原先与朋友共同持分买好的一块山林地已完成整地，后因与朋友理念不合而暂时作罢。在移植后的半年正好遇上开放农地买卖不久，此时看到报纸大篇幅广告，在苗栗县南庄乡有休闲地推出，与内人抱着参观的心理前往看地，没想到一看就中意。因资金一时周转不过来，回家后向亲友借贷，感谢亲友们均乐于倾囊相助，第二天一早到南庄马上缴了订金。后来才知道另有两组客户同时看上这块地，其中一组是知名作家与女权领袖的施寄青老师，她因嫌价钱太高等原因还在考虑，让我们有机会捷足先登。

前后觅地两年总算是皇天不负苦心人，购得一块真正满意的山居地。自此每日由爱妻陪同往返于桃园、苗栗间，早出晚归，心中充满着愿景。

有一天下午忙完山上工作驱车回程，在竹东附近经过闪黄灯的十字路口时，遭到急驶的侧面来车撞击，所幸我们夫妻毫发无伤。经交通警察鉴定，责任归属为对方，在交涉赔偿及车辆维修期间，我们仍兴致高昂地每日转三趟车前往山居地，单程就得耗掉三个小时。但我们并不以为苦，为的就是享受山上的清幽，一亲土地芳泽，做现代陶渊明美梦。

后来因为修车时间拖得太长，在久候不耐、需车孔急下，我们又买了一部性能不错的二手车代步，仍然每天早出晚归至山上工作。因为医护人员一再警告，为了避免病菌感染，移植后第一年尽量不接触动物、土壤及花草树木，此时我到山上的主要工作是将原有的铁皮屋空壳，以最经济、简单的方式请包工进行整修改造，期待在最短时间能进住山居疗养身体。

原本坚持的理想住屋是采纳韩选棠教授所倡导的“绿房子”，可是按规定两年以后才能合法申请盖房子，等两年后申请到批准，再兴建房子最快也要三年后。当时心想，三年后，我可能会因移植后的严重排斥与并发症，或移植失败而不在人世，所以一刻也不想等。另一方面我们早已阮囊羞涩，每个月银行的土地贷款利息支出就要两万多元，加上整地、修屋、造园不断的支出，早已压得喘不过气来。

在髓植满九个月后，终能一偿宿愿搬到山上定居。初到山上身体仍然虚弱，本想到山上只是来静养，能够呼吸新鲜空气、健行爬山、莳花弄草、远离红尘俗事就很满足，因此打造庭园、水土保持、园艺造景等工程均包给地方专业师傅施作，自己只是提供意见及构想。

诚如施老师后来常向其来访朋友介绍我时所说的“当我第一次见到陈先生的时候是脸色苍白，嘴唇发黑，连牵狗的力量都没有，印象特别深刻”，当时我确实是手无缚鸡之力，所以打造庭园真的是心有余而力不足。

因土地开发业者为了卖相，早把这块地的植被全部破坏，所以造园第一要务是种植树木。请人种植因采用师傅的建议使用所费不赀的中、大型树种移植，当时我也认为树大就是美，会更快成林，结果病的病，死的死，少数存活的也只剩残枝败叶，苟延残喘，少有枝繁叶茂者，不得不承认失败。

请人造景方面，先做鱼池、莲花池及生态沟，也因承包师傅一再保证会依我的意见，以生态工法施作，他仿自然野溪方式以大石块堆砌，再用水泥补缝隙，最后再铺些卵石在上面。结果水池及水沟根本不能蓄水，经过多次改善也未见成效，工期拖了三四个月，他也只好宣布失败。

在接连遭到种树及建造生态沟池失败的经验后，心想那些自吹自擂的专业师傅都是半吊子的骗子，成事不足、败事有余，此时体能状况越来越好，髓植也超过一年，免疫功能已重新建立，于是大胆尝试自己动手做。

首先在种树方面，我不再移植中、大型树种，因为它们在移植时主要是根系已被锯断，受伤严重且极易受到病菌感染，就算不死也元气大伤，我改以种植带盆及有土球的小树苗，或以自己育苗为主。为使种植树苗有良好的成长环境，我将选好种植的位置挖好洞先行客土，再以粉状有机肥做基肥来搅拌以改良土壤。照顾种植后的小树苗，就像照顾小孩一样，除用支架固定外，适时地浇水、除草，并定期施有机肥料。

事实证明，十五六年后的今天，我所种的树木均已成林，有的树干已粗到必须双手合抱。而水池、水沟的改善，也费了我很大的功夫。我把原来的石块一个个搬开，铺设钢网亲自拌水泥封底，再摆放石块，总算解决渗漏问题。

就这样从失败的经验教训中自己动手，用心去改进，反而做得比半吊子师傅好太多。而不断劳动的结果，是身体也因此迅速康复，精神与体力很快就恢复到生病前的水平，因此我下定决心在这一千多坪的土地上，完全以 DIY 的方式构建自己的理想庭园。

由于有过重生的经验，一切都在师法自然、尊重生命的前提下，以园丁自居，希望把庭园构建为众生平等的生机花园。十五六年的努力除了完成观赏鱼池、莲花池、生态沟、赏萤台外，并有香花园、果园、有机菜园、花台、花棚及种植多样化低海拔原生树木，铺设排水沟及停车场、石围墙、驳坎等。

最有意义的是，构建庭园所用的资材大多是就地取材，这些工作自然需要付出相当多的劳力与心力。如今的造园成果，再加上这里的大环境原本就是好山好水的景色，让所有来访的友人赞不绝口，直呼不可思议。此时此地的景物，大概只有诗僧寒山笔下的诗歌可以形容：

> 岁去换愁年，春来物色鲜。
> 山花笑绿水，岩岫舞青烟。
> 蜂蝶自云乐，禽鱼更可怜。
> 朋游情未已，彻晓不能眠。

在庭园中有一棵原本不知名称的高大挺拔树木，捡拾其掉下来的果实，那似乎在孩童时用其果皮当肥皂使用过。请教学森林的女儿，得知那是“无患子”树，早期村妇们曾以其果皮来洗涤发肤、衣物等，曾为多数人所熟悉并广泛被使用。

很多人好奇这个“无患子”有趣的名称从何而来，我找来相关介绍植物的书籍才知道，其实“无患子”指的是无患树的种子，至于“无患”，到底无患何物？

有人以为它结实累累而无患没有种子传宗接代，其实不然。古人相信以无患树干制成的木棒可以棒杀鬼怪，世人相传以为器，用以厌鬼，所以备有无患棒，则无患魑魅魍魉，故称之为“无患”。

当我了解这个典故后，就决定把我的“山居”称之为“无患居”。至于为何取名“无患居”，想来大家一定已知其意，我是无患“癌病魔”的纠缠并与其周旋到底。

无可否认，罹病时有过震惊、恐惧、悲观、沮丧、忧郁，但要想活命只能平和地接受事实，恢复用理性的态度勇敢地面对癌病。无患子给我的启示，还不仅如此。据佛经记载，只有菩提子（无患子）制成的念珠，随身携带可灭除烦恼障、业障，带来无量福报。

山居前几年的十、十一月份，我经常在南庄地区无患子树下捡拾“无患子”，在女儿的协助下编串做成手链、项链、念珠、饰品等，赠予有缘的朋友，没想到竟然大受欢迎。曾经由朋友介绍认识一位也是抗癌奇人的法师，朋友曾建议这位法师为我做的无患子念珠加持，法师则对我说：“你自己也是一个抗癌斗士，用爱心制作的无患子念珠就是最好的加持，没有必要再请人加持。”

十几年前公共电视要制作《无患子传奇》节目，并请台湾研究无患子果皮做成清洁剂，以及不断推广无患子树种植的王群光医师现身说法，也是在我的协助下，在南庄地区找到几棵巨大的无患子树，在树下拍摄完成。

“无患子”的果皮含有皂素，可直接当肥皂使用或提炼成皂乳，是最环保的清洁剂，可减少化学合成清洁剂对人类及大自然的危害性。而无患子树叶一到秋天落叶前是一片金黄，矗立在常绿树中，极为耀眼夺目，是不可多得的景观树种。真想不到无患子树除了在大自然中扮演重要的生态角色外，对人类而言还有这么多的附加价值。

至于人，特别是一个重病的人，实在不应自暴自弃。应该勇敢接受事实，发挥生命潜能，扮好自己的生存角色，提升人的附加价值，没有理由自怨自艾、消极颓废，形成家人及社会的沉重负担。

敝帚自珍铁皮屋

因无法实现绿房子梦想又急着想进住山上，只好因陋就简，将原本就有的杂乱且为人诟病的铁皮屋空壳子进行改造。在爱妻主导下先将窗户加大，换成强化透明玻璃，让室内更明亮，也让空气充分流通并增设透明落地窗，在室内就能欣赏屋外的美景，并将铁窗拆除（反正小偷要光顾，再好的门窗也会被破坏）；再将墙壁加宽并在顶端预留空隙，使空气可以在壁内对流，让它成为可以呼吸的房子。

另外，在原有单薄的铁皮屋顶再加上一层不锈钢琉璃瓦，因其附有一层厚的泡棉，既可隔热又可隔除雨天叮叮咚咚令人心烦的嘈杂声。接着再以原木装潢美化室内空间，让铁皮屋一样可以感受木屋的温馨柔和与朴实的感觉。最后在铁皮屋外种植树木进行绿美化，将突兀僵硬的铁皮屋变得较柔和而融入大自然中。

最初的前三年为了撙节开销，并未添购任何新的家具，床铺、餐桌、椅仅以水泥空心砖加上废弃栈板克难制作，尔后才逐步改善。

经过山居十五六年的经验，我可以很自豪地说，我所敝帚自珍的铁皮屋，在节能方面比 RC 结构及全木造屋凉爽舒适多了，炎炎夏日也不必吹冷气。铁板钢材是最环保及完全可以回收的建材，韩选棠教授的“绿房子”梦想虽没实现，但我住的铁皮屋其实就是真正的绿房子。

爱妻常笑我，因为我曾经说过山居绝对不会住铁皮屋，可是现在却视如珍宝，喜欢上它。多年后经费充裕，我们重新做内部装潢及添置家具，室内已焕然一新，很多来访的亲友及慕名拜访者，都对外表不起眼的铁皮屋，屋内却另有洞天而赞叹不已。

蓝天绿地大露台

客人来访通常我会先带他（她）们到屋顶大露台，欣赏山林美景的震撼教育，客人们也都会看到眼前的蓝天绿地或阴雨天时烟雨蒙蒙、云雾缭绕的美景而惊艳不已。

有一次因为要清除屋檐排水管内堆积的树叶，必须爬上屋顶，我无意间发现四周山林美景，从此念念不忘，希望能加盖屋顶的观景大露台。当经费没问题时，请熟识的铁工师傅来估算并研商结构的问题。这位师傅不同于一般铁工先盖了再说，不管以后会不会出问题，而是费尽心思研究再施工，终于克服诸多限制因素，结果盖好的大露台，不论结构的安全还是实用性均出乎我们意料之外得好。尤其所做的户外回旋梯让年轻人感觉超炫，上了露台让他们觉得更酷。

此后只要天气良好，我们常会邀请邻居好友在露台上享用早餐或喝茶聊天，同时，享受四周宜人的山林美景。尤其是有施老师在场，以她渊博的学养、丰富的人生体验及如珠妙语，更让人感到山居岁月竟能如此惬意。

每当夜深人静时，我独上露台静坐，享受山中宁静夜晚，看着满天星斗，心中不时吟唱古僧人的三首禅诗：

众星罗列夜深明，岩点孤灯夜未沉。
圆满光华不磨莹，挂在青天是我心。

碧涧泉水清，寒山月华白。
默知神自明，观空境愈寂。

吾心似秋月，碧潭清皎洁。
无物堪比伦，教我如何说。

这三首禅诗过去吟唱只是有口无心，虚拟实景涉想成缘，而今不但有口有心，而且还是有景有物的临场感受。很多年轻朋友更喜欢上大露台休息，因为他（她）们平时的工作与学业压力实在太大了，能偷得浮生半日闲，放松心情也是一种幸福。更有甚有，干脆躺在地板上，以苍天为被、绿林为伴，享受温暖阳光下的大自然美梦。

总之，大露台不仅是提供每个人欣赏大自然美景的场所，也让更多的人编织不同梦想，成为其加油充电的场所。更有人上大露台练气功养身。而我因为有了它，也摆脱了长期以来被癌所困的阴影。

生机花园

女儿知道我在找山林地，准备在癌后打造理想的山居地，送一本最实用的参考书给我，书名为《生机花园》，副标题为“与野生动物共享的花园观”，是由美国著名作家莎拉·史坦因女士（Sara Stein）所作。认真看完这本书后，彻底颠覆了我以往错误的观念与想法。

过去从各种媒体上看到欧美国家的大庭园，以及晚近在台湾的各式花园豪宅庭院，它们的造园观一概是把园地先铲平，植被完全破坏，重新以昂贵建材，以各种几何图案，大量移植外来花草树木并将其修剪得整整齐齐，再铺上大片平整的韩国草坪，最后还筑起高墙或架铁丝网等阻绝设施。构建完成后的花园的确让人有整齐、干净、美丽壮观、匠心独具甚至不乏震慑人心的感觉，相信大多数人都会跟我有同样的感受，除了欣羡外也认为唯有如此才能让人赏心悦目。

在看完《生机花园》后，我才恍然大悟，其实这种错误的造园观，正是完全以人为本位，把整个生态完全破坏，原生的野生动植物被赶尽杀绝，为了维持美丽的景物又必须重复不断使用各种农药、除草剂、化学肥料，结果花园庭院在光鲜亮丽的表象下，却不断上演可怕的杀戮。

众生受苦，跟人类息息相关的生态环境被破坏殆尽，人类也跟着遭殃，真让人怀疑人类文明到底是在进步还是退步。对大自然而言，人类文明在目前阶段，肯定是给大自然带来浩劫。

很多不幸罹患癌症的朋友，他（她）们生活规律、饮食正常、无不良嗜好，其中不乏社会精英，照样免不了癌病魔的痛苦折磨。就算医学发达的今天，甚至连病因都无法找到。

在尚未查明各种癌病发生的真正原因之前，我想人类对生态环境肆无忌惮的破坏才是罪魁祸首。

完成骨髓移植手术出院返家继续做居家护理，半年后我终于如愿找到这块“优胜美地”。四面环山、视野开阔、林木苍翠、生机盎然，原本地主建有钢骨结构的空屋架子，为了经济考虑只花了一点钱稍事整修。在骨髓移植满九个月，身体状况趋于稳定后，就在爱妻的陪同下住进山居。

对于一个园艺的门外汉，刚开始对这千余坪的土地真不知从何下手，好在先前已博览群书，确定不以“人”为中心，而以土地的原住民——“众生”为中心，用“天人合一”观念来造园。在不断地边看、边想、边做下，居然也有模有样，成果不恶。举凡排水系统、鱼池、莲花池、生态沟、停车场、铺面、坡崁、花坛、步道、围墙等，均以就地拣取卵石为主要建材，以最环保的方法堆砌铺设而成，让很多小动物有生存的空间。至于花草、树木的种植也考虑以本土原生多样化的植物为主，并以种植诱鸟树及供蜜蜂、蝴蝶等昆虫食物的蜜源植物为优先。当然我也有一点私心，偶有引进少数外来以丰富景观色彩的树种。其实只要能够让生物多样化，对生态系统有所贡献的外来美丽花木，我也不排斥并视其为“合法住民”。历经十多年的大自然园丁生涯，以爱心善待周遭的每一寸土地，我亲手打造的花园如今已是生机勃勃，让亲友惊艳、称羡的美丽花园。

很多亲友——甚至连我自己都不敢相信，罹患癌症与癌魔长期缠斗，几乎前脚已踏进鬼门关的我，竟然奇迹似的活过来。当然除了医学进步、医生的高明医术外，我的抗癌意志也是可圈可点的，这也是善待大自然所得到的福报。正如同《生机花园》一书所倡导的“种植自然，收获生机，大地回馈，丰美健康”，园丁生涯让我了解大自然，更知性（丰富的植物常识），更感性（对动植物的丰沛情感）。

在这里，爱山爱土地、志同道合的邻居朋友，经常请教及求助于我有关园艺的问题，我都竭尽所能乐于解答与协助，所以赢得“陈博”外号。事实上我是愧不敢当，在环境保护、生态保育方面，我了解得实在有限，唯一可取的只是我有赤诚的环保心、生态情。

二十世纪五十年代我曾看过由美国一位环保先知卡森女士（Rachel Carson）写的《寂静的春天》。书中描述以美国为首的先进工业国家，为了发展经济而严重破坏大自然，特别是滥垦、滥伐，大量使用农药、除草剂等，造成生态浩劫，影响所及使春天一片死寂，鸟不语、花不香。台湾当时还未工业化，看完这本书时，我还庆幸台湾仍是生机盎然的美丽宝岛。

但很不幸的，从六十年代起短短四十多年的时间，台湾为了发展工业、繁荣经济而牺牲环境，生态遭受史无前例的浩劫。一些过去常看到的动植物，现在很多已经看不到了。生物经过亿万年的演化，孕育了永续浩繁的生命，曾几何时，我们周遭的生物很多已灭绝或濒临绝种。四十年代的我有过与大自然亲近的快乐童年，目睹众多精灵在大自然的舞台做谢幕前的表演。但我们后代子孙是何其不幸，如今大多数的精灵是永远无法再见到了。因为人为的破坏，它们是多么无辜、无奈又无助，一个物种接着一个物种在地球上消失了。

在《国家地理杂志》《Discovery》电视频道中看到的精彩

动植物节目，只可惜都是播放世界各地少数栖地未遭严重破坏的野生动植物，至于本地的节目，当然是乏善可陈。讽刺的是，多年前动物园引进的猫熊、无尾熊及国王企鹅的一举一动，都成为媒体宠儿、全台湾注目的焦点，动物园也因而挤进爆满的人潮。猫熊、无尾熊生个小宝宝，或是无尾熊妈妈经验不足让小宝宝夭折，以及国王企鹅生了孵不出小企鹅的“坏蛋”，都引起全台湾关爱的眼神。

还有更可笑的，漫画“凯蒂猫”“加菲猫”在快餐业者推波助澜下，其玩偶造成轰动，人们大排长龙抢购，其中不乏八十多岁老翁也加入排队行列，为的只是附赠一只没有生命的“凯蒂猫”“加菲猫”。影响所及蔚为风尚，一时之间，有关它的产品大卖。甚至有年轻人以收藏为乐，真让人不得不怀疑我们的社会是生病了，而且是病入膏肓。谁来关心属于我们本地丰富林相所孕育、为数不少的小精灵？我们可曾投以关爱的眼神，拯救其濒临绝种的命运，让硕果仅存的生命能永续繁衍？

地球生病了，而且也得了严重的癌症。人类就是地球的癌细胞，正逐步啃噬大自然，让亿万年孕育的生命，一个族群一个族群灭绝。人类再不痛下决心拯救，也许将来不只是“寂静的春天”，而是成为一个“死寂的星球”。环境保护是不分地界的，因为我们只有一个地球。

很庆幸这几年有很多理念相同，在爱大自然、爱台湾、爱乡土的有心人士推动下，环保观念已经推广开来。是该我们认真反省、沉思的时候了。至于如何拯救是每一个人都做得到的，也是我们责无旁贷的重大责任。

减少一份人为破坏，还给大自然一片净土，善待周遭土地与众生，大地才有希望，人类才有美丽的家园，众生才能生生不息地延续生命。

人心有情，草木有灵

当我购买这块土地时，除了周边山坡上保留少数的原生树种外，其余都已被开发破坏。为了早日实现生机花园的理想，在初步规划后，我便把庭园的生命主角——“植物”，做有计划的植栽。

首先必须考虑每种植物的特性，如属于阳性还是阴性树种、土壤PH值、肥沃与贫瘠、干湿度以及风向等影响因素。不论移植树苗还是从采种培苗起，举凡浇水、除草、施肥、定植、支撑固定及必要修剪，均须付出极大爱心及耐心，就像呵护婴儿般小心翼翼。每当种死一棵树，就会伤心好久，但也因此吸取很多经验教训。

历经十多年的努力，庭园内种满的花草树木，如今已是蓊郁苍翠、生机盎然。尤其在孟春至仲春时节，各种树木忙着抽芽开花，百花竞相怒放，引来蜜蜂、蝴蝶忙着采蜜，种类繁多的鸟儿在林间鸣唱求偶，面对此情此景，心中的意念及感情也跟着丰富起来，不时吟唱古人歌咏大自然的诗句。资质鲁钝的我，没有什么文采，拾古人牙慧又何妨。尤其大病重生，历经多年努力打造，看到如此情景，能借诗词与古人神交，心灵与之共鸣，不也是十分诗情画意吗?

记得在一个隆冬季节，接近黄昏的日子，植树工人把我订购的老梅树用吊车载到山上种植。我选择把梅树种在鱼池和莲花池一隅的斜坡边，种植完成，天色已暗，一轮明月正高挂天空，光秃的老梅枝干映入鱼池随波摇曳。我并没有刻意选择植栽时间及位置，想不到种完后看到水中倒影触景生情，使我想起宋朝诗人林和靖的千古绝唱咏梅诗：

众芳摇落独喧妍，占尽风情向小园。
疏影横斜水清浅，暗香浮动月黄昏。
霜禽欲下先偷眼，粉蝶如知合断魂。
幸有微吟可相狎，不须檀板共金樽。

我喜欢梅花，梅的枝干苍古，姿态清丽，岁寒开花，芬芳扑鼻，古诗人最爱吟咏。所以在买地建屋后，现有积蓄已几乎用罄，仍咬牙买下一棵所费不赀需合抱的老梅树，只因误识以梅为妻的林和靖。梅树因生命力旺盛，是少数可裸根种植成活的大树。如今这棵生机盎然的老梅树，每年以扑鼻的芬芳、茂密的新叶、苍劲的枝干给我最好的回报，又一次证明，我当初的决定是对的。

多年前女儿买了由林业试验所生物系主任潘富俊博士所著《诗经植物图鉴》《唐诗植物图鉴》两本研究古诗人歌咏植物的书籍给我们。阅读之后，真有惊艳之感，原来在我们周边很多花草树木都是古人取譬吟咏的自然之歌。庭园中初步统计叫得出名称的原生木本植物近三百种，加上视力所及范围内的植物种类更多，其中很多是古诗人引喻的植物。当我向来访友人做植物介绍解说时，常喜欢加入与先民息息相关的生活典故与古诗人引喻，让来访客人感到意外惊奇，原来植物解说可以这么丰富有趣，不啻为一趟大自然知性与感性之旅。

每当我到以标榜生态教学为主的公园、植物园或私人生态园区参观时，看到所制作的植物解说牌，就难免感到失望——大多千篇一律地仅做简单介绍，除了粗浅的认知外，并不能引起人们的兴趣。我不知道主管单位为何不多花一点心思，让它兼具研究与教育功能。对于大自然生态没有了解，就不会有爱心及关心。

曾经就教于学森林资源保育的女儿，森林资源保育到底是保育动物还是植物呢？她说森林所孕育的动植物当然都是生态保育的范畴。进住山居后参加苗栗县自然生态保育学会举办的研习，曾经有老师问及“动物保育”及“植物保育”孰重，与会学员答称“都重要”。老师答复，固然两者均重要，但植物保育应该更为重要、优先。

因为只有森林植物能生生不息地成长，动物才能繁衍绵延，永续生存。台湾位在亚热带地区，终年高温多雨，地形高度变化甚大，孕育有层次分明、种类繁多的森林。可惜日本侵占时代及二十世纪五十年代很多珍贵树种被砍伐殆尽，赖以为生的很多动物也惨遭灭绝。好在环保意识高涨的今天，很多有识之士开始觉醒，唯有创造一个人类与所有生物互利共生、资源共享的生态环境，才能让人时时都能体验与大自然相遇的乐趣。

我最佩服林业试验所台北植物园从《诗经》植物中，将属本土及适合生长的七十种植物依《诗经》“风、雅、颂”次序，展示于园区并做详细说明，引领参观民众仿佛走入时光隧道，一窥古人的喜、怒、哀、乐，让自然科学、古典文学与先民的智慧结晶融为一体，很自然地体验到草木有灵、人心有情的知性与感性之旅。

拣石、砌石体悟人生

1. *以石头为师*

山居休闲地四周包含屋后的小山坡、道路旁边坡以及野溪边坡，有的是杂木（草）丛生清除困难，造成蛇鼠蚊虫为患，有的则是在购地前地主整地未做好水土保持，每遇大雨、暴雨土壤会流失，必须砌石做驳坎保护以及便于除草。再加上用生态工法造园，举凡鱼池、莲花池、景观池、生态沟、赏萤台、车道与停车场铺面、石围墙、菜园，等等，均需使用大量的鹅卵石建材。

因不满意请来的半吊子师傅，不但要价高，而且做了很多失败的小工程，于是，我兴起何不自己动手做做看的念头。刚开始只能视体力状况，一点一点慢慢做，不断地从失败中吸取经验教训，并到处去观摩学习。之后就越做越有心得，身体越做越健康，体力也越来越好。为了拣取所需的鹅卵石建材，并一个一个区块按部就班施作，我几乎是日复一日，总共花了十年工夫才完成上述工程，用来载运建材的老爷车也报废了四部。

常自嘲军人出身退伍后无兵可操练，只好操练石头。相较之下，石头可比兵好操练多了，叫它们“立正！向右看齐！向前看！”，它们就一个个在石墙上坚守岗位，屹立不摇，恪尽职守。“韩信将兵，多多益善”，我拣的石头也是越多越好，不但做完自己的工程，也常常捞过界，帮助朋友们拣石造景。长期拣石、砌石，看似单调无趣且极耗体力，一不小心还很容易闪到腰或伤到手指头，没有超强的恒心毅力及傻瓜精神，是不可能也不愿意去做的。

我之所以会得癌症，经多年沉潜反省，多半是出在个性及情绪上。特别是在退伍前后几年，个性耿介的我，求好心切，虽能严以律己，却不能宽以待人，太有主见而容不下异见，以至于理念与上级相左，本有机会在职务上更上一层楼，但一肚子的不合时宜，不见容于主流观念，最后只有含怨带泪自请提前退伍离开军中。退伍后不知沉潜反省、韬光养晦，像伏枥老骥，仍妄想驰骋千里，结果事业彻底失败，情绪陷入最低潮，导致心魔引来病魔。

拣石、砌石让我在身体的治疗方面，不仅健康状况越来越好，每日大量喝水，大量排汗，也促进了新陈代谢，更排尽了四年来的超高剂量化疗在体内残留的毒素。

在心灵的治疗方面，拣石、砌石让我心无旁骛，逐渐体会何止是我在操练石头，更是石头在磨练我的心性。我常常看着拣回来的每一块石头，哪一个不是经过千万年在溪水中滚磨而成，拣回后又恰如其分，摆在适当位置，不仅坚守本分、无私无我捍卫了土地，更在孔隙中创造无限生机，丰富了庭院景观。

拣石、砌石让我体悟，做人做事不能像粪坑的石头一样，又臭又硬，结果是自伤又伤人；要学溪水滚动的石头，原本有棱有角，越磨越圆融，取之造景更坚守岗位利他而无我！

没想到单纯的拣石、砌石，竟然在癌后身、心、灵的全方位治疗中，会让我的身体及不良的习性、情绪有这么重大的改变。

2. 以粪金龟为师

到溪边拣石造景，陆陆续续十年之久，尽管别人暗地笑我“痴又呆”，我却觉得拣石头妙趣无穷而乐此不疲，就像古人陶侃每天搬砖头一样。多年前曾写一篇短文纪念这段不平凡而艰苦的日子，当我把篇名告知爱妻，她先是嗤之以鼻，经我说明后，她不觉莞尔一笑。初稿完成后请施老师指导，她也笑个不停，建议我多写这样的文章，我想读者也会一样感到讶然，原来粪金龟居然还会成为我的老师，带给我精神启示。

曾经看到电视里对昆虫生态节目的报道，主角就是粪金龟。它是一种搬运牛、马、鹿等动物粪便的甲虫，正式学名是犀牛龟，属金龟子类，在《自然图鉴》一书中也有详尽介绍。

雄雌粪金龟会共同合作把粪便先弄成数个圆球状，每个粪球无论体积与重量都超过自己数倍以上，然后一个个以倒立的姿态用后脚滚动粪球，看似倒退走，却是向前行。把粪球推到地底巢穴后，雌粪金龟在每个粪球内产下一个卵，经两至三个月卵在粪球内孵化成幼虫，幼虫在粪球内吃粪成长变为蛹，经羽化变为虫后从地里钻出地面。

搬到山上定居并且骨髓移植成功已满一年，因不满请人做景观造园的粗制滥造，因而下定决心自己动手做。自然的石头是最生态环保的资材，也是取之不尽的大自然恩赐。于是只要造园或是邻居朋友有需要，我就开车到河床搬运。

癌后体能尚未完全恢复，起初能搬动的石头顶多一二十公斤，而且搬不了几个体力就感到吃不消。尔后搬多了，体能状况就越好，也就越来越大越贪，对石头的造型要求标准也越来越高，尤其是可以造景的美丽奇石。而河床中大多是经河水千万年来不断冲刷滚动而成的鹅卵石，想要找造景的奇石可不容易。能有幸找到，在见猎心喜下当然想拣回去，但大多数可造景的石头距离河岸很远，有的甚至超过百公尺以上，而且重量都在百公斤左右。当下定决心滚动石头，却不到几公尺就累得气喘吁吁、满头大汗，眼看要推到岸上了，却遥遥无期。就算辛苦滚上岸边，如何搬上车，那才是最困难的，每次遇到这种困境就想放弃。

真是何苦来哉，好好的悠闲日子不过，到河床拣这些笨重的石头，而且不小心还会扭伤腰或轧伤手指头，得不偿失。而那种滚动的动作，不就像极了一只粪金龟在滚动粪球一样的滑稽可笑。不同的是，我头朝前用双手向前滚动，而粪金龟是头朝后以倒立方式用双脚向前滚动。我笑粪金龟动作滑稽，相信粪金龟有知也会笑我动作笨拙，幻想我与它真像是难兄难弟一对宝。

想到粪金龟我精神又来了，跟粪金龟相比，那粪金龟足够当我的老师而无愧。它不但要滚动比自己大而重的粪球，而且遇到挫折，从不畏缩。曾在影片看到，它滚动粪球上斜坡，常因粪球太重或因坡面土石松软向上滚动时难以立足，致重心不稳，粪球又滚了下来，但它却从不灰心气馁，一次次地向上滚动，直到成功为止。

读者千万不要把它看成只是个“逐臭之夫”。它可是最善于利用自然资源——“动物粪便”繁衍绵延的生物，是自然界的清道夫。

相较于人类对大自然肆无忌惮的破坏，对其他物种甚至不同种族的人赶尽杀绝，对自然资源的强取豪夺直至枯竭，又在自然界永无休止地制造杀戮战场，粪金龟对大自然的贡献可比人类高明又伟大多了。

十年来，从河床拣回的石头，都以随拣随做，先依大雨、暴雨过后之排水状况确实做好排水设施，接着对坡度较陡，有坍塌可能的斜坡砌驳坎保固，将有关安全的水土保持列为当务之急。因为土地开发业者为了卖相及讨好不知情的客户，几乎将所有能够出售的土地原有植被铲除，改变地形地貌。破坏水土的结果，当然也就造成诸多的安全顾虑。他们为了降低成本支出，这些最重要的基础工程，是不会去做的。他们甚至向客户保证，绝对不会有安全上的问题。其实只要在豪雨过后到现场观看，所有水土保持缺失及安全堪虑的问题，都会原形毕露。

附近小区就有这样真实的例子。住户买完土地甚至在盖好别墅后，连最基本的排水工程都做不好，以致还来不及享受跟土地、别墅谈恋爱的蜜月期，就在台风及大雨、暴雨的肆虐下，发生严重坍塌与土石流，整个小区被冲刷得面目全非，盖好的房子也被泥流冲垮。房屋主人看到眼前残破的景象，一生积蓄全泡了汤，真是欲哭无泪，无语问苍天。

等水土保持工程确定不会有问题后，我接着开始以较平的石头做道路及停车场地表的渗水铺面，然后再砌石围墙，让庭园有里外之分，避免毫无礼貌的不速之客随便闯入。

为了吃出健康，我开辟一块菜园种植有机蔬菜。原有的矿场废炭渣回填的菜园预定地，土壤偏酸导致寸草不生，要想变成为肥沃有机土壤菜园，首先必须全面客土改良，而石头也成为最好的菜园围边资材。厨余与残枝败叶是最好的有机肥料来源，石头又成为砌堆肥场最好利用的材料。

山居岁月中，我看尽世界各国庭院造景书籍，觉得值得学习的只有欧式造景，特别是德国北部以及居家日式庭院，而后者更是令我醉心而欲模仿的。日式庭院也只不过是把土地、花草、树木和石头（块）以及有限的简单素材，作人工化的组合，将人和大自然融合为一体，在小小庭院中发挥得淋漓尽致，让人感受特有的恬静和谐与精致幽雅。

日式庭院土地、石头、花、草、树木以及有限的简单素材，在我的庭园都不是问题，就是石头我摆不出它们的韵味，买了很多日式庭院造景书籍参考也无济于事，总觉得俗不可耐。毕竟自己是个粗俗之人，也不是学庭院设计的。在造园遇到瓶颈，实在难以突破之时，又到书局购买好多参考书详细研究，甚至还跟施老师组团到日本旅游，顺便做观摩学习之旅。想到我拣的奇石，绝不比它们差，为什么就是做不出品味。

龚金龟的精神又有新的启示，在勇于尝试下，大不了失败再重来。如今庭院最起码自己看了还算满意，也可唬唬外行人，至于行家如何取笑那是他们的事了。在我的感觉“癞痢头的儿子是自己的好”。我把这些冰冷、无情、笨重的石头，费九牛二虎之力从河床搬回来，然后到处找参考书籍与参访取经，一次次失败再重来，才有今天可供野人献曝的一点小成就。

如今这些冰冷、无情的石头依它们的特性摆放完成，在配合各种树木栽植后，像是有了新的生命及灵气，越看越觉温馨和亲切。每当我观赏美景凝视着石头时，发现石头以特有的韵味和动人的表情跟我响应，真所谓“我见石头多妩媚，石头见我亦如是”。很多邻居看到我拣石造景的成果，希望我能带他们去拣石头，看来石头的魅力无穷，又有一堆邻居想拜龚金龟为师。

回想从前自己刚毅冥顽、食古不化的个性，特别是在军中二十多年为最。说好听点是择善固执，但在别人眼里看来就像粪坑石头又臭又硬，让人无法消受。我不敢说这是罹癌原因之一，最起码有这种不好的个性，绝对是癌病的帮凶。自从到山上定居后，心性经长期沉静磨练，从反省到蜕变，对人生有了更深一层的体认。

粪金龟的精神，不但锻炼好我的身体，也磨练我的心性，更美化我的庭院，让生机更为盎然，也让来访亲友特别是一些经介绍来请教的癌重病患及其亲友，感到惊讶与不可思议——曾经是癌末病人的我，居然可以活得这样健康自在。这岂不又是粪金龟精神，让我这个“顽石”点头。

“粪金龟”这个不雅的称呼，以及在您认定是“逐臭之夫”的地位，应该提升了吧！

粪金龟的精神，是否也让您感到佩服呢？可以更明确地告诉您，在古埃及人眼里，对这种昆虫以粪便做成的圆大球可是代表世界，把它们当成是太阳神的护符。

鱼池、莲花池、生态沟、赏萤台与湿地

鱼池、莲花池、生态沟前已述及，请在地[①]半吊子师傅做失败后，补了又漏，漏了又补，始终难以改善，最后只好废置不管以致蚊虫滋生。可是它天天在我眼皮底下，这也不是我凡事追求完美的个性所能容忍的。尝试用各种局部改善方法，但原有土地是用早期开采煤矿的废炭渣碎土堆置出来的，根本无

① 指土生土长的本地人。——编者注

法蓄水，再努力改善也无济于事。最后决定求人不如求己，就算再辛苦也要自己动手，重新再做彻底改善。在决定DIY造园后，鱼池和莲花池及生态沟工程成为最辛苦、工期最长、最有成就感的系列工程。

我先把鱼池、莲花池原先师傅做失败的砌石及铺石全部移开，并铺设钢网，以混凝土打底。虽然这样做并不环保，但在施工完后，在池底大量摆放卵石及泥沙让它尽量接近自然。在鱼池、莲花池相继完成后，我将终年源源不绝、清净无污染的流水，在源头先引进水塔，运用天然高低落差的压力接水管引入，依序注入DIY兴建的鱼池、莲花池、生态沟与湿地。

鱼池放养不同品种的本地鱼类，其中“盖斑斗鱼”是濒临绝种亟待保护的保育类鱼种，在这里不受污染的环境下迅速繁殖，是最受欢迎及邻居朋友们索要饲养之鱼种。

鱼池的满水流入莲花池，因水中含有丰富的有机质，成为滋养分别在白天与夜间绽放的各色睡莲，其中亦有保育类的台湾萍蓬草及台湾杏菜。家人或来访亲友在用餐时刻，透过眼前的落地窗，就可欣赏池中五颜六色悠游的鱼儿以及朵朵秀色可餐的美丽莲花，这是花钱也难以买到的顶级享受。

莲花池更是两栖动物蛙类的最爱，每年春暖花开一直到炎炎夏日，各种不同的蛙鸣声此起彼落，好不热闹。

记得有天施老师等朋友来访，正当“开轩面场圃，把茶（因为我们不喝酒）话桑麻”之际，池中十多只蛙鸣声，居然和我们比赛音量，盖过我们的说话声。因谈话常常被中断，我不得不不断地拍打池水，要它们噤声。虽然换来短暂寂静，但不久后它们又发出更大的鸣唱声，我们只好认输。

其实又何必干扰它们，在蛙类的立场来讲，它们正在进行情歌求偶擂台大赛，干卿何事！它们的爱情进行式可比人类文明多了，人类不懂情趣不会欣赏也就算了，实在不应该粗鲁地搅乱一池春水，破坏它们的好事。

二〇〇六年六月，小区协会在施老师领军下，到日本岐阜县白川乡合掌村旅游时，看到村民将山上无污染的融化雪水，引到村中道路边和每户住家前的灌溉沟渠，沟渠里养殖鳟鱼，悠游其中供旅客观赏，就非常钦佩羡慕。

鳟鱼生长环境是不能受到任何污染的，所以住屋周边的农田绝对不能使用农药、化学肥料，而村民的住家也不能使用现代化的各种合成清洁剂、杀虫剂等。高度文明的日本，如何解决文明所带来的污染问题，令人不得不佩服。

有感于日本人能，我为什么不能，于是在盖小木屋时，请小怪手挖化粪池之便，把失败的生态沟挖掉，重新以钢筋水泥建造沟渠。其实这种三面光的沟渠建造方法，是最为人所诟病，既不生态环保，也不美观。我只好发挥创意改善，在水沟做好后，先放水两三个月让流水冲掉水泥中不利水生动物的毒性，然后在沟底铺上细沙小卵石。而水沟墙面由底部堆栈石头到沟面，让石头间的孔洞，成为小型鱼虾最安全的栖息环境，并利于水陆两栖动物的迁徙。在沟顶以扁平的大石头做铺面，方便人在上面走动观赏或静坐休憩。

当工程完成后，成功放养本地鱼类，加上不请自来众多的水生及两栖动物，以及吸引蜻蜓、豆娘不时来水中产卵，这里无疑已经成为它们的新天堂乐园。如今我敢自诩，这条具有特色的亲水沟虽然不很长，但绝对不比日本合掌村的生态沟逊色。

邻居中有位日商在台湾定居三十多年，并成为台湾女婿，看到我的生态沟非常羡慕，也想在他的庭园兴建。我跟他说：“生态沟是跟你的家乡学的。”他很高兴地说：“你跟日本人学，我只要跟你学就可以。”于是他找了熟识的造景师傅来参访及估价。师傅对我的匠心独具及工法也赞叹不已，并表示要做到这么完美是难以估价的，因为太费工了。

每当天气晴朗清风徐来之际，偷得浮生半日闲，我便坐在铺石上泡脚、观鱼或发呆，让沁凉的山泉水涤净心中烦恼，消却万古愁。山林美景的飨宴和虫鸣鸟叫的天籁以及丰沛氧气、芬多精、负离子的洗礼等，在自家就可享受这种亘古以来取之不尽、用之不竭的大自然恩赐瑰宝，真的好幸福。

自从发现山居每年四、五月有成千上万的萤火虫，尤其是它们集中在屋后较低的湿地草丛附近聚集时，我总感到很兴奋。但美中不足的是，没有一处可供立足的好位置观赏。在与毗邻土地的邻居鉴界后，我收回原本不确定是自己的山坡地与小湿地。后来发现这个小山坡地如果以砌驳坎方式做一个平台，是非常理想的赏萤位置。而挖掘亲水沟堆置不用的多余土方，也正好可供回填平台使用。

当决定做平台后，我心里早有数，靠一个人 DIY 是非常辛苦的，没有恒心毅力是不可能完成的。首先要开车到河床不断挑拣几十公斤大石头载回，并用独轮手推车一车车把笨重的石头推到现地，叠一层石头，再堆一层泥土回填夯实。如此反复施作，扣除雨天及雨后泥泞或有事不能施工等因素，陆陆续续施工约半年后才大功告成。看到一颗一颗大石堆栈的石墙，有一个人高，而且安如磐石般还颇具专业水平，我觉得很有成就感。尤其是除了花费很少的油钱外，完全不花任何费用，能有如此成果，让山上邻居们参访后也跃跃欲试。

赏萤平台正好在萤火虫出现的高峰期完成，朋友们陆续来赏萤。站在平台上鸟瞰整个小谷地，密密麻麻像流星般让人感到头晕目眩的小精灵，让朋友们惊叹萤火虫奇观之余，也对这个赏萤平台赞誉有加。

每当萤火虫出现的高峰期，也是山上油桐花盛开的季节，来观花赏萤的客人络绎不绝，对这里的生态环境更是赞不绝口。而每年夏秋两季常在生态沟末端的小湿地上方看到上百只蜻蜓飞舞，更是蔚为奇观。因此我也得到一个经验，那就是复育环境远比复育萤火虫或其他昆虫来得正确及经济有效。

种树的男人

山居后，学森林保育的女儿送我一本畅销书《种树的男人》，书中描述一个心思单纯、意志坚强的牧羊人，在法国普罗旺斯地区持续种植三十四年的树木，形成蓊郁茂盛、盎然生机的绿色国度，成就了今日享誉全球的度假旅游胜地。故事虽为虚构，但书中呈现了人类最感人的朴实心灵，一个无私慷慨、不求回报的牧羊人，成就了森林国度，确实是感人肺腑。

到山上我也是拼命种树，有的是在树林下挖掘自然繁殖的小苗培植，有的是搜集种子进行繁殖。自己家种完了，又扩充版图，不断捞过界，到邻居家种植。有多余的盆栽小苗，也大方赠送来访的朋友。

由于照顾得宜，几年后小苗成大树，为抢阳光，拼命往上抽长，有的需全日照的树种不开花更无法结果，树林下全无阳光照射，因而形成阴暗潮湿、路面湿滑、通风不良以及蚊虫滋生等缺憾。

本来树幅可达五至十几公尺的大树，当初我是每隔一两公尺就种一棵，长大后造成树满为患的后果。毕竟我营造的理想庭院，不是放任它自然成长，最后造成不适合人居住。于是开始进行疏伐，能移植送人的就挖走，无法移植的就忍痛砍除。

几乎山上邻居们都有共同的心路历程，先是拼命种树，几年后再拼命砍树。在环保意识抬头下，目前最夯的主题，也是大家叫得最响亮的，就是“种树减碳救地球”。如果读者朋友有兴趣种树，应考虑每棵树长大后的树幅，否则等树长大后再砍除会心中有愧，毕竟树木也是有生命的。何况是在你抚育下长大，你忍心下手吗？！

想做现代陶渊明您准备好了吗?

想体验山居生活的人有越来越多的趋势。邻居们有人乐在山居，越过越惬意；有人心灰意冷，悔不当初。对于有缘来访请教想当现代陶渊明的朋友，我都会很热心地将经验心得提供他参考。

管理部门开放农地买卖已有十六年，土地开发业者看准商机，休闲地开发项目如雨后春笋般，一个接一个推出。为避免太多想当现代陶渊明的朋友们在没有做好一切准备下，只因一时冲动造成后悔莫及的憾事，爰提出以下几点建议供大家参考：

1. 心动不要马上行动

有太多的人一时冲动下购买休闲农地，事后才发现问题与重重困难。

事前多看书，多观摩请教先进，是必要的功课。毕竟开放农地买卖后，有太多成功与失败的案例。只要您态度诚恳，相信先进们会热心地提供参考经验。

2. 要考虑口袋深度

买地要钱！盖房子要钱！整地做水土保持要钱！景观花草树木要钱！不断添购的农机具及资材要钱！一个接一个零零碎碎持续不断的小工程要钱！交通工具要钱！（在山上常要出远门，路况又不佳，所以车子性能要好，要维修，折旧率、耗油率高，样样都是要钱。）还要存可观的养老金！而且活得越老开销越多。一切的一切都是钱！钱！钱！

大家不要嫌我铜臭味太重，开口闭口都是钱。山上邻居们流行一句口头禅："有钱真好！"说了那么多都是要钱，但我却是口袋不深、闲钱有限，那是因为我除了买地、盖房子之外，其余很多工程，都是自己动手做，省下可观的一笔费用，很少有人能像我这样，吃苦耐劳又抗造。

3. 要具备足够的体力与毅力

山居生活有做不完的工作，一位邻居学长说得好，在山上的劳力付出是"不死不休"，庭院打造及维护，是没完没了的。永远有扫不完的落叶，杂草长得又快又多，除也除不尽，加上蚊虫肆虐，不能吃苦耐劳、忍受艰辛痛苦，要不了多久，跟土地谈恋爱的蜜月期一过，从此就视到山上为畏途，再也不敢来看他的伤心地。粗估山上被开发卖出的休闲地，几乎有二分之一就这样被荒废闲置。

4. 休闲地的选择宜慎重再慎重

购买的休闲地，毕竟是下半辈子的依靠。有人喜欢高山，有人偏好浅山，也有人喜欢平地的农田。不论山顶、山腰、山脚或是平坦农田，就我个人经验，最重要的是考虑动线与生活机能和医疗的便利性。土地的坡度不能太陡，否则盖的房舍不能申请合法，日后想做什么设施也会受限且都有安全上的顾虑。

困而知之成就无患居

朋友来访最感兴趣的是，曾是癌末病人的我，如何以丰富的认知及坚强的意志力与耐人的体力，打造如此美丽的庭园。更惊奇的是，如何营造庭院成为“蜂蝶自云乐，禽鱼更可怜”之众生平等的生机花园。

其实对打造庭园，我也曾是懵懂无知而错误百出，甚至上当受骗、缴了可观的学费，才慢慢摸索出来。不断地看书进修、吸收新知，以及观摩学习、请教先进，是打造山居美好家园的不二法门。

生而知之是天才，在山居我没有发现过。学而知之才是聪明人。等而下之的像我这种人，在困顿被迫之下才能领悟。至于浑浑噩噩、故步自封、永不认错、死不肯改的是蠢人，在山上这些人不在少数，最后在尝尽苦头或吃亏上当后只好卖地走人或任其荒废。

被邻居们称为“陈博”，我愧不敢当，有朋友表示，如果提前几年看到我发表的文章，就不会上当受骗。其实我才是受尽困顿的。山居前几年，接连遇到颟顸无能、假公济私的地方官员与恶行恶状的地主和邻居的骚扰，更有半吊子师傅糊弄，才逼得自己下功夫学习成长。

希望我的书能提供有缘人，少走冤枉路，不当冤大头，更不会发生严重的错误。愿大家多看书做功课，多参访学习请教，成为真正乐活山居的主人。

有机菜园健康又环保

温网室菜园与芽菜培养架

山居后列入优先的工作之一，是做一座具有特色、产量高、质量好的美丽有机菜园。在请人做不断遭遇挫折后，最后决定自己动手做。还是先到河床拣石头，做了十几个菜畦，然后买一车沙石场洗沙石淘汰的油泥土及半车山土，与原本土地寸草不生、PH 值偏酸的炭渣土，加稻壳有机介质土搅拌，将种植土壤改良成为透气渗水、最适合种菜的沙质壤土。为了防止虫害，用钢筋与 PVC 管及纱网等材料自制防虫网。

最初几年这个自制的有机简易网室菜园，收获还算不错，但四五年过后收成越来越差。特别是十字花科作物年年发生严重虫害，如黄条叶蚤、猿叶虫的成虫与幼虫还有蚜虫等，虽有纱网也防止不了它们的入侵。我开始怀疑十字花科蔬菜是冬季作物，这些专门危害十字花科作物的虫害在冬季才有，在夏季时应该潜伏在有机土壤中生存，所以在年年种植后虫害越来越严重。用农药消灭害虫很简单，可是这违背我坚持有机种植的原则，更何况我是个病人，需要绝对健康安全的蔬菜。

除了虫害问题严重外，露地种植也常遭受台风及大雨、暴雨影响，收成有限，断断续续或十天半个月没菜吃是常有的事。有丰富的种菜经验，又有山上种植的土地，饭桌上却不能餐餐有青菜吃，真是个笑话。亟思改进之际，在网络上看到鹿野网室工程，与负责人王老板联络后，他热心带领我们参观刚完成的几座菜园，都是由公司老板想自耕自食有机蔬菜请他盖好的温网室菜园。

由于我们夫妻均已上了年纪，不便长期弯腰做吃重的耕作，所以想采高架栽培的方式，又可利用架下空间做厨余堆肥及摆置农具及资材。当我们把需求及构想向王老板提出后，他又带我们到一家身障教养院，参观他为院方盖好的一座高架种植的温网室菜园。身障院生可坐在轮椅上种菜，真是太好了，也最符合我们的需求。

当我们请他兴建时，他完全配合我们的要求，除了可做高架种植外，为了防止夏季高温障碍，将整座温网室高度增加一倍，同时也加强支柱，让它更坚固耐用。

当王老板知道我到山上是为了抗癌养生，起初不收取任何费用，最后在我们坚持下几乎是以建材成本要价。我们很不好意思，说他有那么多任务人要养，他的要价绝对会亏本。他跟我们说他曾是农药的受害者，才会转入这行，并表示以特别的优惠价格是希望我能推广有机种植的理念。在商业利益挂帅的今天，很难接触到王老板这种乐在工作、不计较利益的好商人，我们庆幸又遇到贵人相助。施老师知道我们要盖温网室菜园后，热心地将版税资助我们，女儿得知后也汇给我们一笔钱。这座菜园有那么多人的爱心资助，让我们好感动。

在芽菜的栽培方面，我原本在二十年前罹癌后，开始使用培养箱。先前在住家阳台种植简单容易栽培的苜蓿芽苗，到山上后因芽菜需要量大，而卖场的芽菜又不能确定是纯有机栽培的。山居后认识过去是军中袍泽的廖先生，他退伍后曾与友人在山中经营有机芽菜农场，后因故离开，自己在家做小规模种植。有一天到他家观摩种植翠绿茂盛的苜蓿芽、豌豆苗、萝卜樱、黄豆芽、绿豆芽等，令我好生羡慕，问他可否教我种植。感谢他毫无保留地倾囊相授，并提供比市面便宜的种子与介质土给我。

种芽菜技术有朋友可以指导后，决定自建芽菜栽培架。我以四根水泥柱做基柱，底部挖洞灌水泥浆固定，上面放上拆除后废置的不锈钢窗架，顶上加盖淘汰的强化玻璃，再用铚管做隔架，以三分之一的空间做暗室催芽，以三分之二的空间让芽菜可以进行光合作用。就这样简单完成一个牢固的芽菜培养架，所需费用不到五百元。不要小看这个一坪左右的培养架，如果种满芽菜，每日供应五户以上人家食用不成问题。为了节省由欧洲购得昂贵的介质土开销，我研究改用溪中无污染的沙子做介质，效果出奇的好。山居岁月常有朋友来访，免不了赠送伴手礼，回敬他（她）们最好的礼物，就是清洁健康的蔬菜，尤其是丰盛的芽菜产品。

转念当开心农场的另类农夫

这一生除了职业军人外，我还干过短期的高中教师、花园游乐区总务、房屋中介买卖、保全等。不管干哪行心中都有怨，唯有干二十多年的另类农夫无怨无悔，自在逍遥。

我很幸运，罹癌之前已参加农业部门主办的“市民农园”做一个兼职农夫，所以癌后转念当专职另类农夫并不困难，而且还能随病情需要不断研究创新改进，由露地到空中最后演变到山居温网室自树一格的高架箱植栽培。

一般人没有定力、没有条件，想成功地转念当一个另类的农夫并不容易。首先必须放下一切，不畏辛劳。其次必须面对最现实的问题，干这一行只有不断支出费用，别指望有收入，想以它为生计养家活口是痴心妄想。所以先决条件是这一生已有不愁吃穿的退休生涯规划，或是“半农半 ×”的耕种方式，不为生计，只是享受种植的乐趣。

我的开心农场，规模虽然不大，但工作也是相当辛苦的。可是我却乐此不疲，越干越有劲，除了生病住院及外出旅游外，一干就是二十多年。唯一的收获是心情变好了，癌病也痊愈了，在山居可以无忧无虑安享晚年。

难怪自古以来军人的解甲归田、文人的归隐山林永远被传颂。而现代的电视、电影、小说最完美的结局，总是历经沧桑后走向所向往的田园生活。

温网室菜园种植与箱植栽培是违反自然农法吗?

近来看到很多报道，崇尚自然农法耕种的农夫，他们反对温网室栽培作物，理由是它违反及远离自然农法。对此我有话要说。从事另类农耕已有二十多年历史，虽然只是小面积栽培，但罹患癌症后为了保命养生，我种植的是真正自然、健康、无毒的蔬果。

从市民农园、空中菜园到山居的露地栽培，最后选定温网室设施栽培，我用心研究，勇于改进，且累积了丰富的经验，自认并不比一般专职农夫差。找出二十年前读过由汉声杂志社翻译的《日本 MOA 的自然农法》这本书，重新阅读发现，日本温网室栽培已有四十多年历史，成为其 MOA 自然农法重要的一环。他们摒弃在温网室内使用农药及化学肥料，用自然农法堆肥，不断改良土壤提升地力，使温网室内作物的产量及味道一年比一年好，吸引世界各国农业人士前往参访取经。

有人认为温网室光照不足，事实上它覆盖的透明棚布，只要常清洗灰尘及青苔，还有聚光作用，亮度会增强。夏秋季时，还要遮掉部分强光，以免产生叶烧现象。有人认为温网室内，没有天然雨水冲刷，土地酸化会越来越严重。那是使用惯行农法，长期施用化学肥料，土壤才会有酸化的问题。使用有机堆肥，土壤只会越来越好。台湾地区酸雨严重，温网室内因有棚布阻挡大雨、暴雨，不但没有酸雨危害问题，而且有机肥也不会流失掉。

乍看之下，所谓温网室远离及违反自然农法的问题，值得商榷。事实上它并不违背自然，并运用现代设施栽培技术，能更完美地提升作物质量与增加产量。

处于土地贫瘠、虫害严重以及常受台风大雨、暴雨侵袭的亚热带台湾，温网室栽培有越来越多的趋势，目前世界各农业先进国家，更是不断地推广运用。

“土壤是有生命的，并肩负重大的使命；它滋养着动植物，并为自然界涵养水源，与大气循环有直接间接的关系……唯有善待土壤，万物才能生生不息。”这是土壤学专家、留洋的“土”博士黄山内先生针对环境保护与农业永续所强调的。为了种出健康无污染的蔬果，我对于土壤所付出的爱心，不会少于对子女的爱。

为了证明所言不虚，更印证对温网室内栽培箱的土壤所付出的爱，我在蔬菜采收后，立即翻土准备日光暴晒后再种植。小铲子翻动土壤时，惊动整箱土壤内至少大小成百上千只蚯蚓在蠕动，很多活动力强的大蚯蚓很快钻到土壤里，负责照相的老婆大人，还真来不及拍照做印证，它已逃得无影无踪。

除了蚯蚓兵团外，箱植土壤中还有为数不少的马陆、蠼、小蜈蚣、蝼蛄、蟋蟀以及一些叫不出名字的微小生物。而栽培箱外，更有结网与不结网的各种蜘蛛、青蛙、蟾蜍、小蝗虫、螽、蛾类、蛞蝓、蚂蚁、蜥蜴、小果蝇，等等。它们在温网室内有吃荤的，有吃素的，早就在温网室内自然成为微循环中的小食物链。

这就是我种植的有机土壤，完全没有使用农药及化学肥料的成果。我并没有检测过土壤的酸碱值是否属于正常值，因为我从不担心土壤会酸化、盐化等污染问题（除非我不幸买到因农业部门把关不严而产生问题的有机肥料）。蚯蚓及其他众多小生物，在温网室的种植土壤中快乐生存，它们就是我最好的检测仪器。如果土壤有任何污染问题，温网室内的微循环食物链一定是最先出现预警。它们对我而言，无疑是用小生命来把守蔬菜安全的第一道重要关卡。

温网室菜园产量提高五倍以上不是神话

曾有农业杂志报道，桃园地区的专业温网室种植的农民，在短期叶菜类蔬菜方面，年产量比一般露地种植的蔬菜，平均可提高五至十倍，说来好像是神话。直到自己在山居也盖了一座温网室，在种菜经验越来越丰富后，发现产量提高五倍以上是事实，而非神话。

对于有连作障碍的十字花科蔬菜，从八月底到翌年三月的半年多期间，在同一空间种植小白菜、青江菜、芥菜、青花菜、高丽菜、包心白菜，结头菜等，有些可连种三次，我还在大胆地挑战第四次的连种。如果在露地种植，这些蔬菜顶多收成一次后虫害就开始有了，很难再连续种植。

产量提高是因为温网室可隔绝大部分病虫害，除此之外又可防止大雨、暴雨、酸雨、台风以及东北季风对蔬菜的危害。还有更特别的原因，我采用高架种植，箱植的土壤可视需要全面更换，在同一空间可以连续种植。过去同样种菜的面积，连自家食用都不够，如今足可供应三四户人家，餐餐有吃不完的新鲜有机蔬菜。

我为什么不卖有机蔬菜?

有来访客人参观我的有机菜园，看到美丽可口的翠绿蔬菜，常会问我一个天真的问题，为什么不卖这么漂亮的有机蔬菜，甚至有人想长期订购。我只能告诉他们，依据我的体力顶多照顾一至两座温网室菜园，所以无法量产。再则说现实一点，如果从金钱角度来考虑，以市售的价格出售，连有机肥料的成本都不够，何况加上设施栽培成本、劳力成本支出，就算提高为市售的五倍价格，也不会有合理的利润。

设施栽培的温网室菜园，一座要十几万元，种二十年也不可能收回成本，何况我是采用多样化的种植，十几种蔬菜每种产量都很有限，尽最大的努力，也只能长期供应三四户人家，且遇冬夏季蔬菜换季时约有一个月无法正常供应。真正要达到经济栽培，至少要有四五十座以上的温网室规模，除了土地取得成本，还要加上设施费用，以及必须请大批工人协助耕种及采收，因此投资费用相当高。

别天真地以为温网室栽培可以隔绝病虫害而高枕无忧，如果不去管虫害，温网室的虫害会比露地栽培更严重，更可怕。例如万一买来的十字花科穴盘菜苗，其菜背已有属鳞翅目蛾蝶类下的卵，当它在菜园长大，由成虫到蛹再羽化成蝶或蛾，成功交配繁殖后，一只母蝶或蛾可以产下几百个卵，化成几百只幼虫，届时温网室内将虫满为患，后果可想而知。因为虫虫在温网室有吃、有住、有地方躲天敌，以及有更好的繁殖场所。

为了克制虫害发生，避免任其繁殖而一发不可收拾，在坚持不用农药的原则下，我只能用最原始的方法用手去抓。所以戴上头灯，夜半到温网室内捉虫，是山居的例行工作之一。无法手工抓除的如蚜虫等，只有将整个栽培箱搬至网室外，以免越繁殖越多。还有最让人头疼的虫害，如善于跳跃的黄条叶蚤，及遇扰动即掉入土中很难抓除的猿叶虫的幼虫及成虫。

至于大面积的温网室专业种植，不太可能靠人力抓虫，而且抓也抓不完。所以必须使用农药杀虫，否则遭遇大批虫害肆虐时将血本无归。这也就是业者不敢标榜真正有机栽培的原因。他们尽最大努力，也只能申请安全无毒的标章。

对快速成长的蔬菜应有的认知

在台湾种菜常会遇到连月的绵绵阴雨，因日照不足影响蔬菜光合作用，或阵阵梅雨过后，炽热阳光对蔬菜造成叶烧现象。最严重的莫过于台风及大雨、暴雨过后带来的严重灾害损失，造成市场上叶菜类蔬菜因供应失调价格飙涨，让消费大众直喊吃不消。为了尽快供应市场需要，达到供需平衡，号称能在两至三星期供应市场的叶菜类蔬菜被大量抢种。

一般惯行农法的种植，以小白菜为例，种植的时间从播种起，二十一到二十八天即可采收，如运用穴盘种植时间更可缩短。可是我使用的有机种植，像小白菜照顾得再好也都是一个半月以上的成长期才能采收，其他种类蔬菜采收期，也都比惯行农法更长的成长时间才能采收。

原因无他，惯行农法靠的就是农药与化学肥料，化肥能让其快速吸收成长，尤其又利用尿素及生长激素稀释后，直接喷洒在叶片上，让叶面代替根部快速吸收，使叶面看起来嫩又脆。再加上喷农药杀虫，菜叶看起来翠绿美观，找不到任何虫眼。

快速成长的结果，是根部无法充分吸收土壤中的微量元素，农药残留影响人体健康。而施用过量化肥后，蔬菜吸收过多氮肥，因光合作用不足，无法消耗而转化成亚硝酸盐，进入人体后变成亚硝酸氨成为危险的致癌食物。

快速成长蔬菜，虽可解决市场供需失衡问题，但对人体健康及对土地的不友善，都产生严重的威胁。为了自己及家人的健康，为了土地的永续经营，这种不尊重自然的种植方式，实在值得大家重视与反思。

在地、当季、有机的健康素食观，才能真正节能减碳救地球

不久前全球流行起吃素救地球的观念，并倡行周一素食日。饮食不仅关系健康，更可以保护环境拯救地球。而不当饮

食可以毁灭地球，这已是不争的事实。偏爱漂洋过海的高档农产品，吃不是当季应该有的农作物以及不是以自然农耕种植方式的素食食材，都谈不上素食救地球。

经过重重陆运及海运或空运而来的农产品，加上冷藏储存，都是非常消耗能源的，当然不符合节能减碳救地球的诉求。

因为消费者爱吃非当地当季的作物，例如在台湾的夏季，喜爱冷凉气候的十字花科蔬菜，在平地很难种得出来且虫害特别严重。当低海拔农地种不出来当季蔬菜时，农人在有利可图下，只好选择在高冷地区滥垦滥伐，将原本的山坡保育地辟建为农地种植。住在号称宝岛台湾的我们，看到高山地区已经被开垦得百孔千疮，年复一年的台风及大雨、暴雨过后，越来越让人怵目惊心的自然灾害所造成的巨大生命财产损失，怎不令人痛心。

在台湾真正用自然农法的有机种植，在整体的比例上少之又少，因此有机农产品获得困难，价钱相对昂贵，连中产阶级都吃不消。更有不肖业者以假有机鱼目混珠，让消费大众失去信心。

目前大部分农人还在普遍使用惯行农法种植作物，年复一年，使用超量的化学肥料，及用剧毒的农药杀虫（菌）除草。为了提高产量、减少病虫害、降低成本，基因改良作物正方兴未艾，它对人类潜在的危害还未可知。我们的大地早成为寂静的春天，吃素健康、环保救地球已是刻不容缓的问题。

以上所列举亟待解决的问题，大部分要靠有远见、有担当、有魄力、有作为的管理部门，订定大政方针才能彻底有效解决。

因为有过健康素食及少肉多菜抗癌成功的饮食经验，我确信当健康素食成为主流观念后，地球暖化才会缓解，自然灾害才会降到最低，生态浩劫才不致更恶化。特别是饱受粮食危机、灾荒连连的穷国，才能得到充足食物的人道救助。大地环境逐步改善后，这些灾荒连连的穷国，才有机会从事农耕，自给自足。

作为一个小老百姓，为了善尽地球公民的责任，目前也只能尽本分，食用在地、当令、有机的食材，为救地球尽一己之力。

韭菜启示录

细数曾经种植过的几十种蔬菜品种，具有旺盛生命力、能永续种植、终年取之不尽用之不竭的，非韭菜莫属。

有机菜园中的韭菜是十几年前不断分株种到现在的。它好种又好吃，营养丰富膳食纤维又多，可连续采收，越刈长得越旺。它的病虫害少，是我最喜欢种植的蔬菜。韭菜可以炒肉丝、汆烫、煮汤，也可以做韭菜包、韭菜水饺、韭菜盒，还可种成美味可口的韭黄。每当采收时，我都会感谢上天的恩赐。

其实韭菜自古以来受到人们歌咏，在诸多赞颂韭菜的诗词中，我最欣赏诗僧寒山子的一首劝世诗偈：

> 我见谩人汉，如篮盛水走，一气将归家，篮里何曾有。
> 我见被人谩，一似园中韭，日日被刀伤，天生还自有。

韭菜的好处对我这个到山上抗癌养生的病人而言，又多了心灵上的启发与慰藉。韭菜采收从根部以上被刈伤后，它从不抱怨，又从零开始成长，且越长分株越多，不像很多作物被刈伤后是以死来相抗。

韭菜被刈伤跟做人的道理也是一样的。舍得！舍得！有舍才有得，吃亏就是占便宜。它让我这个癌症病人受惠更多的是增长智能学会放下，从零开始学习成长。

向“秀明自然农法”的勇士们致敬

近年来台湾有一群年轻的小众，几乎都拥有高学历，他们心怀理想，放弃高薪资、高职位，到山（乡）居回归田园，过着自耕自种、自给自足的简朴生活。

他们坚持以秀明自然农法耕种，完全依循大自然法则，尊重土地，维护环境生态体系，除以树叶、杂草堆肥外，不施用其他有机肥料，连有机农耕认可使用的如苏力菌等农药也不使用。当然，现代农业科技研发的设施栽培技术及资材，也几乎不采用。

基本上我也是师法日本 MOA 自然农法与台湾地区现实环境不断磨合折衷的农法，尊重生态体系，并结合现在的农耕技术，在我的小小菜园内，具体而微地呈现自然农法。

由 MOA 分化出来，更坚持推动真正自然农法的“神慈秀明农法会”与 MOA 及鲍伯的新世纪农耕看似相同，都是尊重自然，但它们也有不同之处，基本上差别在于“施肥与不施肥”。

我佩服秀明自然农法勇士们的决心和毅力，他们放弃一切，远离尘嚣，过着安贫乐道、简约纯真的生活，更佩服他们竟然能靠辛勤而有限的农作收成维持生计，养家活口。我对秀明自然农法也很感兴趣，但毕竟年纪大了，时不我予，没有勇气敢再尝试。佩服这一群年轻小众，并祝福他们永远乐活幸福。

果真是外来的和尚好念经——再谈长住型市民农园

山居养病时就下定决心，要比照台大教授韩选棠博士所著《农村转型与休闲产业》一书中有关德国的市民农园来打造自己的新家园。经过十五六年的经营，比之他们市民农园的成果，我感到非常自豪，因为我做的绝不比他们差。所不同的是，他们的长住型市民农园是群集式的，而我是采用较大面积的单打独斗方式。

小区协会在二〇〇七年七月，由荣誉理事长施老师第二次组团到日本，作小区营造的参观见学之旅。很遗憾当时我正在接受白内障开刀手术，无法一同前往。参观前我建议他们一定要去公办的笠间市市民农园参观。他们回来后表示不虚此行，让他们真正见识到日本政府为了国民健康及生态保育的用心及努力。

施老师从日本参观市民农园回来后，曾邀集很多有理想有抱负而且学有专长的青年才俊，推动长住型的市民农园计划，最后因没有土地、没有金援而中止，令人遗憾。

近年来在苗栗沿海乡镇，有某私人开发团队看准这个商机，推动在非重要农业区、低等则的畸零地，以小坪数方式突破法令限制，分割出售，吸引很多人前往参观选购。我在参观后觉得他们的做法很好，只是售价太高，非一般大众所能负担。

反观我们的市民农园，仍停滞在二十多年前的阶段，不仅毫无特色，且不能随时代改变而变得越来越差。近年来再度参观龟山、竹南及龙潭等最早推动的几个市民农园，除了少数区块像个菜园的样子，大部分区块凌乱不堪、杂草丛生、蚊虫肆虐，公共厕所恶臭令人作呕，更没有好的休闲及盥洗的空间。

试想有谁愿意在这种恶劣的环境下做长期耕作，筑他们的田园美梦？能撑上一两年的算是不错的，根本谈不上永续经营。

如果有关当局能拿出魄力，认真参考德国及日本的成功经验，在台湾规划诸多长住型的市民农园，以只租不售的方式，让真正向往田园生活的退休人士有块土地可以耕种，我想绝对可以少盖几座医院，更可大量减轻健保支出的负担。而在自然保育方面，可减少许多山坡地被滥垦、滥伐、滥建。同时更可创造无限商机及带动地方可观的休闲观光产业。

永远少一块种植蔬果的土地

就像有些女人，尽管衣柜、鞋柜里有穿不完的衣服及鞋子，用不完的皮包，但她们永远觉得少一套衣服，少一双鞋子，少一个皮包。其实山上的男人也一样有这种心态，只是欲望不同。尽管房子够住，车子够用，但他们永远觉得少一间（栋）房子，少一部车子，所以不断地增建房屋。有了房车，又买休旅车，不久后又想添购四轮传动车。

自从爱上种菜后，我也有永远满足不了的欲望。尽管种的菜已足够供应三四户人家，每天有吃不完的新鲜蔬菜，可是我还是觉得永远缺少一块种植蔬菜的土地。建了温网室菜园，又辟建露地菜园及瓜棚。有了红龙果园及百香果园，接着又建了草莓、番茄园。有了葱棚、韭菜棚，又盖了芽菜架，接着又想一块日照充足的小空地做盆栽菜园。

山上这块土地已经被充分利用，很难再找到空地种植蔬果，但看到新品种的蔬果，就想尝试种植，土地永远嫌不够用。我肯定，不久的将来，我又会动脑筋找出一块小空地，满足我种植蔬果的欲望。不过老婆大人已经在抗议了，因为草坪的面积越来越小。

种菜的魅力无穷。虽然种果菜很累，种得越多越辛苦，有人不堪其累，但我却永远不改其乐。以劳动换来身、心、灵的健康快乐，除自己享受甜美的成果外，还可与有缘的邻居朋友们分享。

先前因为陷入这一生情绪的最低潮，以致心魔引来病魔，历经化疗与骨髓移植的磨难，接着糖尿病纠缠劫后余生，幸有老天爷垂怜，加上众多贵人相助，如今还能神清气爽、体力充沛，步入老年岁月后享有这样的田园乐趣，真是天大的福分。而耕耘这块田园最大的收获却是在耕耘我的心田，除了感恩，还是感恩！

里仁为美共创新家园

长庚医院骨髓移植联谊会到我家

在接受化学治疗的缓解期间，主治医师曾问我在家疗养时都做些什么，我告知常到山上找适合的山居地，准备病好后搬到山上住，从此他就很关心我找地的情况。

至今回想起来，当时决定买地真的好大胆，至少有三大难题就横亘在眼前。一来买地、整地、造景、盖房等动辄上千万，我哪来那么多钱。二来买地有太多的陷阱，被坑、拐、骗，吃亏上当是常有的事。三来抗癌能否成功还是未知数，唯一靠骨髓移植才有可能治愈的机会，但因年纪太大主治医师还不敢冒生命危险帮我做髓植。万一买了地，抗癌却失败，留下的烂摊子如何收拾？美其名说，死也要死在山上、大自然的怀抱，好悲壮！事实上却欠周延。当时只知道为了买地，头也不回傻傻地一直向前冲。

也许是感动了老天爷怜悯我这股傻劲，让我关关难过、关关过，在髓植十个月后顺利搬到山上。在一切都是草创的初期，连像样的家具都没有的状况下，主治医师及其家人利用假期到山上看我，并成功建议医疗团队与社工单位，让当年的“骨髓移植联谊会”，选定在我的山居地举办。

联谊会当天，移植成功的病友、家属，及医疗团队的医师、老师、护理师们一共来了一百多位，在山上举办一次成功的联谊会。感谢这次联谊会参加的病友、家属及医疗团队，因有他（她）们的关怀鼓励、加油打气，才有在山上以身、心、灵全方位抗癌成功的我。

成立协会打造新移民故乡

在山上我比大部分邻居早进住两年，当我把山居抗癌与打造庭园的两篇心得《无患传奇》与《生机花园》，以野人献曝的诚意就教于施老师及新加入的山居同好时，受到绝大部分邻居们的认同。尤其是施老师最赞同“生机花园”的理念，同时也影响她的造园观，并且毫无怀疑地信任我，把她的庭园交给我以土法炼钢的方式去打造。

土地开发业主看准休闲地的商机，小区土地不断被开发利用，新的购买户陆续加入，施老师跟我及大部分邻居们均忧心大环境将遭严重破坏。如何保有小区的好山好水，进而营造成一个优质的生态小区，成为当务之急。

我们觉得，必须成立协会作为山林的守护神，这样不仅可保障与争取住户的诸多合法权益，免受“上有政策，下无对策”颟顸无能的地方管理者，不断假借“山林的破坏者”之名，不明就里地取缔、告发、罚款，让取得合法房舍建照遥遥无期，更可有效遏止恶劣地主与恶邻违规滥垦破坏环境。否则大环境被破坏，每户住家小环境整得再好，也失去价值和意义。

小区的外来移民包含知名作家、教授、退休将校、科技精英、画家、陶艺家、成功企业家、退休公教人员等，多位具博士、硕士学位，素质非常高，且具备生态保育概念，也都希望把自己的庭院甚至整个小区，打造成为一个风光明媚、鸟语花香的世外桃源。

在施老师的号召下，我们很快结合周边数个小区筹备新移民故乡营造协会。首先我们邀请在台湾享负盛名，执生态工法、绿建筑、农村景观再造牛耳的台湾大学韩选棠教授，到小区亲临指导，并作专题演讲。小区新住民在建立共识后，由韩教授的高足，同时也是苗栗县小区规划师张仲良先生多次亲临指导，并倡议结合小区特性，如在小区发现世界级的苏铁化石区，及为数甚多的恐龙时代孑遗的蕨类植物，以“苗栗县侏罗纪故乡营造协会”为名称，经呈报有关管理部门核准正式成立协会，以打造台湾优质生态小区典范为目标，共同努力。

本人有幸被推选为第一、二任理事长，任期四年。为了建立优质生态小区，在协会成立后除了邀集小区同好，积极参加南庄地区的自然生态研习之外，还组团或三五位邻居好友相约到全省各处富丽农村、生态小区、有机农园、自然公园、湿地景观，甚至无远弗届到日本的京都、奈良、岐阜县合掌村（屋）以及笠间市住宿型市民农园及山梨县萌木村做观摩学习之旅。

协会也不断举办认识小区山林原生植物之美、有机农园观摩示范，以及读书会、音乐会、观花、赏萤、彩绘、小区山林健行等活动，以增进情谊、凝聚向心、交流经验、分享成果。在全体会员的共同努力下，不到四年即展现初步成果，让已完成庭园打造的住户，受到来访亲朋好友们赞不绝口的好评。

由于小区营造的成功，引来大众传播媒体的兴趣，不断地采访报道，造成慕名参访及观摩学习的个人或团体络绎不绝。更有知名杂志来采访协会小区几户美丽的庭园后，将南庄地区列入台湾最适合岛内移民的十个山居小镇之一。

小木屋传奇——癌重病友的养身福地

当敝帚自珍的铁皮屋经过整修过后，来参访的朋友多了，特别是罹患癌重病的朋友，非常羡慕我住在山上有这么好的环境来抗癌养身。有些癌重病友及家属直接表明希望我能开放住宿，让他（她）们也有机会到山上抗癌重病。因为条件不够，我们并没有答应。几年后在卖掉都会区的房产，还清银行贷款及亲友借款后，利用剩下的一点小钱，盖了一间十余坪“麻雀虽小、五脏俱全”的独立小木屋，让来访癌重病友有个落脚之处。

第一位幸运的病人是经施老师介绍来的某位中年女士，

她曾是施老师从事妇运时的战将之一，夫妇曾同在某大学任教，因优异的学术才华被延揽到行政部门任一级主管。

施老师带她们夫妇到山上拜访我们，乍看她身体健康个性爽朗，不像是个有病的人，经她表明已分别在三个知名大医院检查出肺部有小肿瘤，希望能到我这里休养，我们夫妻欣然答应。可是她先生却极力反对，认为有病应该到医院积极接受治疗，怎能逃到山上躲避。为此夫妇两人在小木屋前争论得泪流满面，劝不动太太，先生愤而下山，留下孤单的她。为求慎重，她又到医院，找权威名医再作详细检查，并表明要到山上休养一段时间。医生表示肿瘤还小，不利穿刺，同意她到山上作短暂休养。

盖小木屋让人休养，我们最初的原则是病人要有家人陪同并照料，或能够自我照料。爱妻见她一个人做饭不方便，就邀请她每日三餐共同用膳，让她可以专注于健行、练功、灵修。一个多月后她住院再度接受检查，我们夫妻与施老师结伴到医院探视，在医院电梯口遇到她的先生，她先生很高兴地说她的肿瘤消失了。在病房听她高兴地报告检查结果，我们更为她的康复感到庆幸。

事后有人说可能是先前的检查有误或医生误判，真相如何连医师也不知道。不论如何，肿瘤消失是事实。出院后她想请医师开诊断证明以利销假，医师只得说："你根本没有病，如何开立诊断证明书。"

第二位幸运进住的是一位某大学的教授，也是经施老师介绍，先前也跟我们有着教学相长的因缘。在长庚医院住院期间曾经热心照顾过我的尤姓专业护理师，有一天夜晚带着先生及小孩到山上观赏萤火虫，在闲谈中告知这位教授得了癌症。我把这个讯息转告施老师，她很快就抽空到教授家探望。回到山上后立刻找我，说教授罹患淋巴癌，拒绝到医院接受化学治疗，目前在家躺在床上会严重咳嗽气喘，想站起来走动，全身无力，摔得鼻青脸肿，只好整天靠坐在躺椅上，病情越来越恶化。

施老师劝不动他到医院接受治疗，只好要我再陪她去一趟。见到教授后，就像我当初发病时一样已相当危急，我以过来人的经验告诉他，目前他全身都是癌细胞，必须立刻接受化学治疗，让病情暂时缓解，否则很快就会危及生命。说动他接受治疗后，他很幸运，正好遇到台大医院有位刚回台湾治疗淋巴癌的权威医师，在医院接受一段时间治疗后，病情获得缓解。

不久后施老师建议他到山上，在我家的小木屋疗养。教授在夫人的陪伴照顾下，住了三个多月。这期间我经常陪着他健行爬山，他自己也勤于练功、灵修，身体很快就康复。到目前我们还时有联络，他的健康状况出奇地好。

第三位幸运的病人是一位中年妇女。她曾是一家知名医院的护理师，不幸罹患大肠癌并转移到肝脏，在接受医院治疗后，经山上邻居介绍来小木屋休养。闲谈后得知她想先体验山居生活，如果满意也想买块山居地。她告诉我们她婚后为家庭、为老公、为小孩付出太多，如今生病了，想好好疼疼自己。

在小木屋住了将近一个月，有天她和先生跟我说，他们看上一块地，很希望我们夫妻陪他们去看看并提供参考意见。看完地后我表示还不错，只是售价高了点，正好业主我认识，于是找了业主来谈，最后以理想的价格顺利买到。因有现成的木屋及已整好的土地，她很快就进住。因先生还在上班，除假日来陪同外，平时都是她一个人在山上莳花弄草、种菜养身以及虔诚礼佛，目前健康状况非常好。

夫唱妇随屡有怨尤，妇唱夫随相得益彰

山上邻居们常有新居落成，大家准备佳肴茶点，邀请邻居好友前来同贺。饭后男人们聚在一起各个口沫横飞，大谈打造桃花源的丰功伟绩及得意杰作。女人们则聚在一个角落，各个互吐衷情，一肚子苦水倾泻而出。她们大部分是"没腿族"，受到委屈一肚子气，想离开也没办法，只得默默承受。

她们一致认为只有吴姐（老婆大人）才是最幸福的，因为她看起来红光满面，快乐又逍遥。俟老婆大人告知不足为外人道的委屈，众女人们才知道，原来她们认为快乐指数最高的吴姐，也跟她们一样，曾经是一个受尽委屈，在山上没有空间的女人。

山上邻居除了极少数特例的女强人，是自己主动要到山上，老公则是兴趣缺缺难以配合外，绝大部分是大男人做主，女人只是配角，只能无怨无尤，无条件配合，男人主宰一切，说了就算数。由于女人先天力气小，声音又不够大，女人被挤压的空间，大概只剩下厨房一隅的小天地。

当然我也不例外，大男人主义作祟，常令老婆大人无法消受，经过多年磨合，才慢慢建立默契，各玩各的，谁也不要管谁，谁也不要干涉谁，所以才能相安无事。

老婆大人平时喜欢以摄影写日记，从购地开始，将山居生活所见的点点滴滴，非常完整地记录下来，加上女儿买了一部功能不错的数字相机孝敬她，更让她如虎添翼，乐此不疲。

她将照好的相片精选后，归纳整理分类，存入计算机。

在已过耳顺之龄的我们这一代，操作计算机她算是高手，早就有心想玩时下年轻人盛行的“部落格”①，与大家分享经验。她自认文笔不好，希望由我执笔。我是计算机白痴，原本排斥这种新鲜玩意。几年前我们所认识的通灵朋友Tad（泰德），突然对老婆说，你应该成立“部落格”了。由于他的通灵能力，令军人出身实事求是、一向不信邪的我，也不得不相信。于是只好乖乖听老婆的话，妇唱夫随，玩起“部落格”。

老婆以拍照当日记，我则看照片写故事。老婆操作计算机，我在一旁口述及核对。真的是妇唱夫随，合作无间，互补互助，相得益彰，迷上PO文②，欲罢不能，越玩越有劲。

爱上台湾的日本邻居

山上的日本邻居池上先生，来台经商三十多年，不仅娶得台湾贤惠的美娇娘，更爱上台湾的山居地，成为我们的好邻居。他的日式禅风木结构绿建筑及和风庭院，邻居们最有眼福，可以隔着野溪若隐若现看到有如人间仙境般的住所。

池上先生夫妻二人在经商有成后，以他跟妻子名字的最后一字为名成立“财团法人弘惠文化艺术基金会”，希望借此推动生态保育、环境保护、关怀弱势、促进和谐等人文艺术社会工作。基金会成立初期，有感于工作经验不足、行政作业生疏，希望邻居们能帮助推动。由于我们夫妻先前担任过小区营造协会理事长及总干事之职，辛苦了四年好不容易卸下心头重

① Blog的音译，大陆译为博客。——编者注

② 指在网上发布文章。——编者注

担，于是，想让年轻一代接手。

看到他们夫妻热心推动基金会，于情于理我们都应该义不容辞主动协助，本想不要任何基金会头衔帮助他们，可是他们力邀我担任要职，让我很为难。最后答应出任新增设的干事一职，没有头衔压力，尽力帮助他们完成心愿。

基金会成立不久，他们夫妻希望我在春暖花开的季节，在他们山居家园举办大型联谊活动，广邀邻居及同好们参加。我成功建议他们举办一次展现新住民共同努力营造了七八年的协会各小区健行巡礼活动，并选定在白天可观赏盛开的油桐花，晚上可欣赏成千上万萤火虫的四月下旬（出现高峰期）举办。

活动当天远从台北、桃园、新竹以及苗栗地区的同好来了二百多人，共襄此一盛会。午餐后在她们家的草坪广场，施老师还请了在任教时的学生段先生表演非洲鼓助兴。

这次成功的联谊，让池上夫妻更热心地方公益活动，如在地村庄新成立巡守队，他们捐助一辆四轮传动的巡守车。还有村内几位大学毕业的高才生，回归乡下务农，并成立农村办公室推广农村产业，只要他们举办相关活动，池上先生夫妻俩都会全力赞助。

池上先生爱上台湾，并在台湾成家立业，更喜爱南庄的好山好水，连日本的家也很少回去。我们庆幸山居岁月有他这位热心公益的好邻居。

“72 族”之我见

不久前报载有关山（乡）居“72 族”的报道，吸引了我的注意。“72 族”正确的念法，应该是“七两族”，也就是一星期七天只在周休二日，到山（乡）居别墅度假。用“72族”来称呼这个族群，真是太贴切、太传神了。

山居多年，对“72族”也有相当了解，想借此机会，表达我个人的看法。

山上有很多邻居买完地后，一直到盖好别墅，打造好庭园景观，本来几乎天天都来报到，享受自己辛苦设计打造的精美别墅及山林美景。奇怪的是，要不了多久，到山上的日子，就越来越少。本来还持续每星期周休二日来山上度假，过了一两年之后，来山上的次数就递减，甚至有几个月都看不到人影。

别墅闲置，如果是小区形态，有邻居长住，或有保全警卫，还稍可放心。可是独门独户或远离有人常住的邻居，就成为宵小觊觎的对象，鲜有不遭小偷光顾的。而这些宵小几乎多是青少年吸毒屡犯，他们也知道那里没什么珍贵的东西好偷，他们的目的只是缺钱买毒品，所以山上人家只要有金属类的制品，诸如锅、碗、瓢、盆、水龙头、不锈钢琉璃台面、电线、瓦斯炉与热水器等，全被搬光拆光变卖买毒。有好几位居住偏僻的独门独户，因不常来住，不断遭小偷光顾，偷掉所有可变卖的东西，最后连铁门、铁窗都被拆卸，令屋主寒心，怎么可能再来居住。

买地、整地、盖别墅，加上植栽造景，几乎都要花千万元以上，很难想象他们之前那么热衷山居，之后又视山居为畏途，连上千万元的花费，一点也不觉得可惜。想转让并没有那么好卖，因为盖好的别墅，屋形及材质别人不见得会喜欢。

有人以为桃花源打造完成，就能一劳永逸，天天都能当寓公悠游山林，享受美景。殊不知美景是要不断维护的，天天都在山上还不一定做得完，何况一星期只来两天，当然会有做不完的苦差事，光是除草扫落叶就让人吃不消，还有更多意想不到的工作。请人保养维护，每个月近万元的工资也是一笔负担，久而久之，自然视山居为畏途。

有人到山上只是一时冲动，过不了多久吃不了苦，又回到红尘俗世。

有人生性懦弱，遇到恶邻，不敢面对问题寻求解决，而是选择逃避一走了之。

有人还在上班，计划退休后长住山上，先盖好美轮美奂的别墅。但计划赶不上变化，退休后也很少到山上住。

有人更是离谱，怕蚊虫，更怕蛇，看到蛇就魂飞魄散，再也不敢来。

有人怕黑、怕阿飘，太阳下山之前一定走人。

有人只想当寓公，存着炫富的心理，筑起高墙，庭院深深，和邻居完全不互动，久而久之也就兴趣缺缺。

有人存投资的心理，低价买地，盖粗俗的别墅，表面上是山居爱好者，等肥羊上钩再高价卖出。

有人夫妻不同心，买地后，才发现各有所好，不断地起冲突，最后只好卖地走人。

以上所列举的都是在山居不断上演的故事，提供想山居的朋友们参考。心动不要马上行动，应该静下心来多方面考虑，您和家人适不适合山居。

有关当局该加油了！

山上邻居们几乎都有共同的心声，打造理想的桃花源区，除了好山好水好邻居外，更要加上好的管理才行。

如今开放农地买卖已进入第十六年了，开放之初是上有政策下无对策，让我们第一批的岛内移民吃足了苦头。在无章可遵循下，动辄得咎，无论整地、筑路、水保工程、盖房舍，等等，不断被告发、取缔、罚款或是勒令停工，造成邻居们人人自危，怨声载道，因而与公部门争论时有发生。历经十六年磨合，规章制度虽有改善，但却衍生诸多弊端及贪腐事件。

随着岛内移民蔚为风潮，山坡地不断被超限开发利用，当局无章可循，就算有章也管不了。更可恶的是，在有利可图下，官商勾结，让开发项目一个接一个被核准。更有偷偷整地并公开大打广告出售者，也不见官员取缔，让开放农地买卖的美意，成为只是让少数业者与贪官污吏牟取的暴利。

有关部门对山林地开发项目的管理所犯的严重错误是“本末倒置”，所以才会造成今天的恶果。土地开发业主在开发土地时，有关部门放纵不管或官商勾结，民代撑腰，等土地分割出售后，倒霉的是无知民众。本想买完地后好好规划，先做好水土保持、驳坎等有关最基本安全的工程，却处处受限受刁难，动辄被告发、取缔、罚款。他们是专挑小老百姓的软柿子捏，还大言不惭表示山坡地被滥垦滥伐并不是不管，而且以取缔小老百姓的案件多寡与罚款金额多少作为其政绩。

对山林地开发项目改进之道的当务之急，是要先严审土地开发申请项目，并对业者开发完成、分割出售前的每一笔土地，认真作好会勘验收，特别是有关安全的水土保持方面的工作，通过验收后始准予出售。至于违规开发项目，应严格取缔并予重罚后勒令停工停售。如此民众购地才有保障，山坡地的水土保持，土地的保安才能真正落实。每次台风及大雨、暴雨过后，山坡地坍方，落石、土石流不仅让人怵目惊心，生命财产损失更是难以估计，其中大多是人为不当开发山坡地所致。

再则法令多如牛毛，层层关卡，作业程序不够透明化，以致弊端丛生，贪污索贿事件时有所闻。

近年来层出不穷的贪腐事件，上至前领导人、高官、军警高阶、民意代表，等等，真是大官大贪，小官小贪，让台湾的贪腐恶名扬名四海，真是可耻又可悲！想远离世俗、做现代陶渊明，也难逃贪腐的魔手，再不整饬官纪、全面肃贪防弊，台湾就将沦为万劫不复的贪婪之岛！

是非恩怨剪不断理还乱，师法癫僧谤欺辱笑由他

带着健保 IC 卡内仍注明为“急性骨髓性白血病缓解期”的重大伤病，在老婆大人无怨无悔、不弃不离的陪同下，到山上抗癌养生，前一两年真的是日出而作，日入而息，种蔬果而食，引山水而饮，高唱现代击壤歌，早已忘了仍有癌病的阴影在身，过着只羡鸳鸯不羡仙的美好日子。

可是好景不长，周边及附近土地逐渐被开发利用，一波波岛内移民潮，让山上住户越来越多。因为我们已有几年的造园经验，加上热心好客，又有现成铁皮屋房舍，自然我们的无患居就成为大家休息、用餐交流经验、相互请益的最佳地点。从此人来人往，越趋频繁复杂，加上当上小区理事长后又不得不管别人不愿管的事，引来的是是非非、恩恩怨怨特多。尤其山居就像照妖镜，人性的阴暗面，“贪瞋痴慢疑”常会赤裸裸地呈现出来。在与邻居们合写的《娆娇美丽是阮的山》一书中的《山

居百态篇》已详述，实在不愿再重提影响不良情绪的往事，可是现在，是是非非所引起的恩怨情仇后遗症仍然没完没了。

这与当初到山上来养病的初衷早已渐行渐远，我害怕自己又陷入情绪的低潮，再度引发可怕的癌病。如何化解与避免山居的恩恩怨怨，在经过长期思考反省后，这几年我采用的方式就是师法并励行“状似疯癫，实为圣哲”的诗僧寒山与拾得传诵千古的对话：

> 寒山问拾得曰：世间谤我、欺我、辱我、笑我、轻我、贱我、恶我、骗我，如何处治乎？
>
> 拾得云：只是忍他、让他、由他、避他、耐他、敬他、不要理他，再待几年你且看他。

在我罹癌的前后几年就亲身经历了“现世报”。有位高级将领，曾两度当我的顶头上司。有次我为了处理一个项目，两个月没回家，好不容易忙完专案准备休五天假，第二天就毫无理由地被上司召回。当时我还只是个副职，连批准我休假的师长都觉莫名其妙。其后这位上司更是不断地找机会羞辱及恶整我，我不知道是哪里得罪他，只能怪跟他磁场不合。事后才知道，我们很多优秀的同学也在他的淫威下度过一段受尽屈辱的日子。我含怨带泪提前退伍，这也是主要原因之一。

在我退伍后不久，这位毫无人性、恶形恶状的长官，刚升中将就中风住院直到退伍。退伍后虽有优渥的退休俸并享有酬庸式的闲差事，但仍不满足，贪求投资公司的暴利，最后搞得倾家荡产，欠一屁股债，只得开着四轮残障车带着老婆四处躲债，下场比死还凄惨。

这件事情也给我带来警示作用，我得了癌病有可能也是老天给我的警告，惩罚我过去的不是，感谢老天让我有赎罪的机会。

山居这几年对看不惯的人和事不再理会，情绪自然不受其左右，看似消极，实则是避免纷争的最好方法。且过几年拭目以待，相信老天爷会做最好的安排。

行有余力则以学文及以文会友

集体创作——《娆娇美丽是阮的山》

管理部门开放农地自由买卖，本意在活络农村经济，却意外掀起岛内移民热潮。婴儿潮那代人正面临已退或届退之龄，想寻找好山好水打造世外桃源定居终老。

有鉴于营造山居小区有了初步的成果，作为一个开放农地买卖后以岛内移民自发成立的协会，营造现代桃花源小区的开路先锋，我觉得，我们实有义务将我们的经验提供他人参考。于是，我将结合小区会员集体创作的构想，向施老师提出，没想到她不仅非常赞同，还不断督促我尽速策划完成。

有施老师的保证与支持，于是我大胆地推动，先写了一篇“好山、好水、好人——谈我的侏罗纪新故乡”的心得，以协会公函寄发全体会员，借此抛砖引玉，期望他（她）们共襄盛举。意外的是，这获得会员们的热烈响应与鼓励，纷纷将打造桃花源的心路历程写了出来。

毕竟除了施老师是名作家外，其余参与写作的会员，虽然都有精彩动人的故事，但大多不是专业作家，甚少有写作经验，难以写出生动、活泼、感人肺腑，具有启发作用引起共鸣的好文章。还好，有施老师不断指导以及会员们虚心学习，不畏艰难挫折，经两年多的努力，岛内移民新小区第一本集体打造现代陶渊明经验的专书终于付梓。感谢有施老师好文章的加持，这本书出版后很快就列入畅销书。

当这本书成为有意筑梦桃花源的经典书籍后，各地多处新开发的山林小区以及社团读书会前来参访取经。而精明的土地开发业主把这本书赠予客户以广招来客。也有网络同好热烈讨论书中情节。更感谢苗栗县人事室林主任，因看了这本书后了解小区水土保持的重要，全力协助促成上级拨发专款，整治小区野溪的大工程。

《我的山居抗癌心得》《打造生机花园实际经验》以及《寻找桃花源的教战总则》等十篇文章，也引起癌重病友及读者广泛回响而来参访请教。很多已购买山林地的同好还责怪我，为何不在他购地的两年前出书，否则他们也不会受骗上当走冤枉路。

写“部落格”可以“兴、观、群、怨”

孔子说：“诗可以兴，可以观，可以群，可以怨。”我不会写诗，但借写“部落格”文章也一样可以振奋精神、提升能量，观察审视、自我检讨，交结同好、切磋砥励，宣泄情感、纾解压力。这对一个在山居以身、心、灵全方位抗癌的我来说，绝对有加分的作用。

我把写“部落格”当成写日记。当我把记录山居岁月见闻及感想的点点滴滴，不必花太多脑力随性而写的短文PO上网后，虽非热门“部落格”，但也引起同好“格友”与癌重病友等小众的共鸣。几年下来持续PO文“部落格”，让我们夫妻乐此不疲。除了上述珍贵经验外，我们也得到始料未及的好处。毕竟年近古稀之龄记忆力减退、思绪欠缜密，如不是看着过去“部落格”所写的为数甚多的文章，温故而知新，启发源源不绝的灵感，这本书就很难写下去。

施老师笔下无患居的菜

二〇〇九年十月二十七日，施老师为了提高我们无患居“部落格”的点阅率，特别写了一篇《无患居的菜》，谨将全文转载如下：

无患居的菜

施寄青

入山至今近七年，认识陈博夫妇已九年，我们是因买地才认识的。这九年来在山上与他们相依为命，没有他们，我很难在山上安居乐业。我们相互扶持走过的山居岁月，全写在《娆娇美丽是阮的山》一书，不在此赘叙。

上山前豪气干云，想种菜，种果树，甚至种茶，偌大的地可以好好利用。甚至还想挖池塘养鱼，养鸡、鸭、鹅，搭棚架种瓜。好一副田家乐的景象。却忘了累字头上是田，有田会累死人呀！这是看《大清天下粮仓》一剧中学来的。

真正入住山居后，才发现光是锄野草，就可锄得我一佛出世，二佛升天，欲哭无泪了，遑论种庄稼。至于养鸡、鸭，养鱼，那是异想天开。

但陈博闷头就干，从职业军人摇身一变成农夫，再摇身一变成作家。班超是投笔从戎，他是弃武从文。他一点一滴摸索，到处求贤访圣，终于转型为一成功农夫。夫妇两人架设部落格，把当现代农夫的心得，一一公诸同好，不厌其详地教给有心求教的人。

陈太是陈博的好帮手，夫妻俩也因架设部落格而使晚年生活过得更精彩。

我是他们家最直接的受惠者，从前年十一月开始吃陈家菜至今近两年，甚少买青菜。

这一年多为公干只得常回台北，但只要能回山上，即便只能待上一天，两天，仍赶回山上。一则可以睡个好觉，在蛙鸣虫叫声入眠，在鸟叫声起床，是一种舒服透顶的感觉。二则可以大啖陈家菜园的有机蔬菜，此乃人间第一等幸福，何况是在桑榆晚景之年。

有人说老了要有老本、老伴、老狗。

老本不只是指钱，更是健康，若活得病病恹恹，就算活了百岁又如何？我没老伴，不过有老邻居为伴，外加两条淘气的老狗，再加上我是发愤忘食、乐以忘忧、不知老之将至的人，算是老本雄厚（非指金钱，而是身、心、灵状况），真可谓快乐赛神仙了。

但我很清楚“谁知盘中餐，粒粒皆辛苦”。我看着盘中青翠欲滴的菜蔬，想起陈博晚上抓虫的辛苦，想起每次麻烦陈太为我打稿子、接送我的温馨情。

大德不言谢，铭感五内。

施老师的醍醐灌顶谈“累、富”两字与好书大分享

山居的某一天，施老师与我们到台中新社，接回一位参加十日内观禅修课程的朋友回台北，在车上施老师谈笑风生、妙语如珠。因为我们都先后看过大陆拍的《大清天下粮仓》连续剧，剧中一段对白：“头上有块田，有田会累死人呀！”我们都是有田之人，所以都有共同体认，做农夫真的是很累。

曾在高中担任国文老师，对说文解字有更精辟见解的施老师还说：“累”字也代表男耕女织。随着时代的进步，在多元化的社会，虽然不用男耕女织，但家庭中的男人与女人，仍应该充分合作，共同负担家中生计。“累”字还有另一种解释，代表一层一层地累积财富，累积幸福，累积智慧。

施老师再提供一个“富”字，家中有一口（块）田，就是富有。这个富不只是指财富的富，更重要的是指健康就是财富的富，以及心灵富有的富。古人造字真的是很有智慧，把生活的美学与哲学，发挥在造字的艺术上，真是妙不可言。

施老师的醍醐灌顶，不敢藏私。谨以“累”与“富”两字，转赠有块田或想当现代陶渊明的朋友们参考。

手不释卷的施老师喜欢买书看书，并把看过的好书，大方分送邻居朋友们，我是最大的受益人。有些值得看的好书，她也从不吝啬，自掏腰包大量购买，热心分送好友分享，让我们这些邻居们多一点书卷气。

汪老师的自力造屋甘苦谈

在山上长住的新邻居只要具备条件与能力，大多会想自己盖间梦想屋。我的梦想首选是盖间土角厝，因为童年住在乡

下的土角厝，冬暖夏凉倍感温馨。其次是想盖间石头屋，因为在军中长年在外岛驻防，住的不是坑道，就是土石砌成的碉堡、掩体，同样也是冬暖夏凉。虽然它们都有一个共同缺点“阴暗、潮湿、通风不良”，但以目前的工法和技术，这些都是可以克服的。

岁月蹉跎，十几年过去了，就是不敢下决心大胆去实现梦想。山上邻居们的素人造屋已陆续完成小木屋、钢构屋、加强砖造木屋，也未能刺激我勇敢踏出这一步。自己没胆量盖，看着好邻居们盖房子，从无到有实现梦想，能让我引起共鸣分享经验，也是一件乐事，在几座建造的梦想屋中，以汪老师盖的加强砖造木屋最具代表性。

认识汪老师也是结一个善缘。在小区协会成立后，有位邻居太太很热心带我们夫妻到台北深坑汪老师的家做客，受到汪老师夫妻热忱接待。汪老师任教于师范大学，看来温文儒雅，琴棋书画无不涉猎。汪太太温柔婉约，精于琴韵，怎么也不会让人联想到，之后他们夫妻竟然成为我们山上的素人造屋达人。认识他们夫妻不久，我们也将他们推荐给施老师。施老师见到这一对恩爱夫妻，相谈甚欢，而且赞赏有加。

汪老师的深坑别墅在山脚下的溪沟边，原本离尘不离城，静谧又温馨，可惜这十多年来，周边土地不断被开发利用，居家安宁逐渐被破坏。他也向往我们的山居生活，想在山上买块地，准备退休后搬到山上养老。在施老师协助下，他以低于行情价买下一块满意的山林地，成为我们的新邻居。

购地满两年，教职尚有一年多可办理退休，在合法取得建照后，夫妻俩利用假日上山，开始整地盖屋。我很佩服他们的胆识，刚开始没经验，出了很多乌龙事件，幸经专业师傅指导及自己用心学习，才能一一克服。

我们夫妻俩有天下午忙里偷闲，临时决定拜访正在造屋的汪老师夫妻。当步行到他们家上方的下坡路段时，从小谷地传来悠扬的古筝弹唱声，在确定是他们夫妻弹唱王昭君曲调后，歌喉不错的爱妻也一路跟着唱和。他们没料到我们夫妻俩会到，见到我们来拜访非常高兴，接着又一起弹唱古诗词曲调的老歌。五音不全的我，只能一面拍照录像，一面聆听美妙的古筝曲调及悠扬歌声，我成为最幸福的唯一听众，不亦快哉！

汪老师的自力造屋，最困难最辛苦的阶段已过，很多工作都已驾轻就熟。加上管理部门核准工程完工的期限，又可延长两年，在没有时限的压力下，可以悠悠哉哉乐在工作，并利用工作休息时间弹唱古词曲。

这对夫唱妇随或妇唱夫随的恩爱夫妻，施老师曾赞美他们是今之古人，是现代版的沈三白与芸娘。三白与芸娘的爱情故事，虽然成为千古佳话，可惜他们的爱情观，是受到传统礼教打压的，并不见容于当时主流的价值观念。三白与芸娘地下有知，一定会羡慕他们夫妻才是最快乐最幸福的现代陶渊明恩爱夫妻。

唱到黄昏时刻还欲罢不能，收工后我们又一同观赏附近有如繁星点点的荧光大道，让我们感到这一天真是幸福美满，快乐又逍遥。

感谢汪老师夫妻一开始造屋，就大大方方让我们报道，他们自力造屋的全记录，让格友们看了既感动又佩服。可惜我报道的只是一些表象。我请汪老师将两年多来造屋的心路历程，写了一篇名为《自力造屋甘苦谈》的文章与大家分享。

汪老师以汪呆为笔名，我认为取得真好，因为我看过日本木村阿公奇迹苹果的书《苹果教我的事》《这一生至少当一次傻瓜》。原以为汪老师是看了这两本书后才以汪呆为笔名，其实《这一生至少当一次傻瓜》这本书他也看过，书是学生认为他这位老师具有傻瓜精神才送给他的。听汪老师自己说，汪呆是读大学时同学给他取的外号，可见傻瓜精神他早就具备了。

让我们以感恩的心拜读汪呆的大作。

自力造屋甘苦谈

汪呆

自力造屋听来挺吓唬人。我们亲手打造的山居仅有三十六坪，并不豪华，但红墙黑瓦，衬以翠绿竹林，素朴中见雅致，而檐高三米，屋脊则近五米，优美中见不凡。初次来访的朋友，总是赞叹不已，不可置信地问道："全是你们两人自己盖的吗？""当然不是，不过可以自己动手的事一定不假手他人。"得意之情，溢于言表。但说真的，如果时光倒流，以现在的心境，未必有勇气这样做。为了盖栋房子，除了耗费大量精神体力外，也付出了相当大的代价。

八年前，我刚满五十岁，生活安定，家庭美满，教了二十多年书也日趋得心应手，感觉生命的列车在轨道上顺利滑行。但内心深处隐约有个不太寻常的梦想在酝酿，我们有两位隐居山中的朋友，他们寄情山水贴近自然的生活，深深吸引着我。每回造访，俱感身心舒畅，踯躅于山间林下流连忘返，人生也可以选择这样过吗？

命运的安排有时极为玄妙，在一次朋友聚会中，意外地看到一片坡度不小的山坡地，尤其唯一的通路坡度极陡，令人望之却步。中介商看出内人的犹豫，巧妙地引我们绕行到土地的另一侧，居然有一条清澈的小溪，巨岩罗列，溪水潺潺，光影浮动十分迷人。这下情况不同了，两人交换一个眼神，当下就决定买了。就这样生命列车转换轨道，驶向完全不同的旅程。

我兴奋地计划自己动手盖房子，怎么会有困难呢？虫蚁鸟兽不都是自个儿筑巢造窝吗？设计图改了又改，想象着在森林中的绿建筑，要有大片落地窗以坐拥山林，宽阔的露台以摘星揽月，浴室也要有景观窗以便于月光中沐浴。妻子看我欣喜若狂，笑说像个拿到新玩具的小孩。事实上，自始至终这房子的确像我的大玩具。

经过三年多的漫长等待，建筑执照才核准下来。夫妻俩择定开工日期，就迫不及待地动手了。我们用镰刀和锯子在密不透风的荒草杂木中奋斗了三天，辟出一片约一百坪的空地。尽管层层包裹，依然被蚊虫叮咬七荤八素。这些恐怕已数十年不食人间烟火的小家伙，自此否极泰来，蚊丁兴旺一路伴着我们筑梦造屋。

房子的设计是墙体采加强砖造，外墙做清水砖，屋顶用大木构造上覆日本瓦。虽说是自力造屋，真正能完全自己做的就是整地、砌砖和钉地板。其余的工作，诸如挖地基、绑钢筋、钉模板、灌浆、水电、铝门窗及木工，等等，还得仰仗专业的工人和机械帮忙，我们只是当小工打打杂。说来仿佛很容易，实际情况却不轻松。

年轻的时候，我也和过水泥、砌过砖，台北房屋四周的围墙就是自己砌的。砌砖墙也有点学问，砖要先泡水，水泥与沙子的比例要调配好，还得拉水平线，砖墙才会结实美观。在工人绑好钢筋、灌好地坪之后，就轮到我们登场了。夫妻俩分工合作，我负责搬运、和水泥、砌砖等较粗重的活儿，妻子专司美容工作——填补砖缝并抹平溢出的水泥。由于我仍要上班，只能利用假日施工，平均一天约工作十小时，晚上还得伏案备课改作业，一天当两天用。我向学生说："我不是在工作，就是在做工。"

有时会想，是否我的个性有些异于常人？愈辛苦的事做来愈带劲，朋友经常说我是吃苦当吃补。在众人眼中如此辛苦又不可思议地自力造屋，我只是觉得很好玩。不曾想过万一工程不幸失败，可能会制造出一个超大型废弃物，更没考虑到妻子的感受。在我看来新鲜有趣的工作，对她而言其实是极为沉重的负担。我沉醉于自己的中年大梦，全没留意她的心情起伏，险些酿出不可收拾的后果。

刚开始砌砖，两人精神奕奕，时而谈笑，时而高歌，玩得不亦乐乎。但一天十小时以上的劳动，毕竟不轻松，到后来大家都累了，动辄为一些小事起口角。在几回大吵之后，我意识到问题的严重性，不禁后悔早知如此宁愿不买地。但工程未竟也不太可能放手不管，要继续下去，又担心感情裂痕更难弥补。进退两难、心力交瘁，这才真的尝到苦头了。生命列车有些失控，美梦是有可能以噩梦收场的。

我们总共花了包括寒暑假在内的一整年假期，才终于将内外砖墙全部砌好。用了一百多包水泥，超过十吨的沙子，砌了两万多块砖。我三度拉伤腰部，每次都得停工休养一周以上，到现在弯腰做事仍常感不适。我们流的汗加上被蚊虫吸的血，怕也有几十公升吧！矗立眼前的大片砖墙，不啻血汗长城也。而最令人心疼的是，为避免蚊虫叮咬，长期戴帽子、包毛巾工作，头发闷在汗垢中，落发情形严重，等到房子盖好，头发也掉得差不多了。只好强逞英雄："我用头发换房子，很值得。"

最苦的其实是内人，砌砖到最后阶段，几乎要精神崩溃。她本是父母的掌上明珠，何曾吃过这种苦。嫁给我之后，升格为师母，不时要挥汗烹煮大餐，款待众多好友和学生，收拾清洗。虽不轻松，好歹也只是忙个半天罢了。没想到年届知命，却得在荒郊野外做苦工。寒风烈日，蚊虫叮咬，实苦不堪言也。有一次寒流过境，山上气温只有摄氏六度，凄风苦雨，看到她冻得嘴唇发紫，兀自强打精神工作，殊为不忍。后来她忍不住抱怨："只有疯子才会自己盖房子！"应之曰："只有傻子才会嫁给疯子！"看她一时气结哭笑不得的模样，真是可爱极了。

砖墙完成后，轮由木工进场，让我们能喘口气，我也努力调整自己的心态，修补感情的缝隙。木工师傅是两位堂兄弟，诚恳实在，工作效率很高，工程质量也很好。花了一个月，把五个大桁架钉好，找来大吊车将桁架一一固定在灌好的墙柱上。接着上梁、钉屋顶面板、铺防水毯、钉瓦条、挂瓦一气呵成。这段时间正值盛夏，三十多度的高温，顶着烈日在屋顶上工作，真能把人烤出油来。我们两个小工不敢怠慢，也跟着上房帮着钉木板、漆柏油、挂瓦片，没两天就晒得像两只龙虾似的，相顾无言，唯有面通红。屋顶做好，我们几乎脱了层皮。但此刻屋子规模粗具，壮观得让人要掉眼泪，小小皮肉之苦也就不放在心上了。

工程到此已近尾声，水电及铝门窗师傅相继进场。再请专业泥水师傅粉光内墙，最后就剩下钉地板和油漆墙面了，这当然还得由我们负责善后。因位处山区又居于谷地，特别将地板架高五十公分以避潮气。先砌两百多个砖柱当基础，再用两层防腐木材做大小骨架，钉上企口地板，室内顿时亮丽起来，工地忽然有家的感觉了！由于工程花费颇巨，不免有些捉襟见肘，我们选择较为便宜的南方松地板，还得自行重复打磨和油漆三次之后，才变得较为光滑，且呈现出自然的木纹光泽。最后室内墙壁的油漆工作，是在轻松愉快的心情中画下句点。经过两年的努力，我们真的做到了呀！

核下使用执照的那一个周末，我们在台北一家高级餐厅好好享用一份丰盛的自助餐，庆祝我们终于完成了这个近乎不可能的任务。自己虽不算专业，但每一块砖上的水泥都绝对扎实。我的信念是尽量要求美观之外，一定要粗勇（当地方言，意为结实）。房子完工迄今三年余，历经几次台风地震，都平安渡过。有些邻居家的豪华木屋偶有渗漏情形，我们的红砖屋屹立不摇，滴水不漏，想来颇为自豪。

两年前自教职退休，总算如愿迁居上山，生活逐渐安定，感情世界也慢慢恢复旧观。生命列车经过长途奔驰，终于要停靠大站了。卸下责任和义务，有更多时间面对自我，看看过去，想想未来。人的一生充满不可测的变量，成败得失往往是一线之隔，美满的婚姻险些葬送在我的中年大梦中。想来真要感谢老天爷庇佑，两人没有真的闹翻，不然这房子再好，又有什么意义呢？

这一年多长住山上，后续工程也逐一完成，有浪漫的桐花平台、可席地而坐的日式茶亭以及一个观星赏月的大露台，还挖了个生态池。经过几年的磨练，做工也愈见精细。当然也辟了菜圃，种些瓜果树木。终日沉浸于自在安宁的氛围里，充分领略回归自然的美好。在感恩和赞叹中，日子过得平淡而充实。

几经曲折，生命列车在新轨道上稳定前行，展现更优美的视野。人生到此似可无憾！然不免犹有一问："我们再盖栋房子玩玩如何？以我们现在的技术，一定可以盖出更棒的房子！"山妻白了我一眼："那你去娶个小老婆陪你玩！"

二〇一四年九月于南庄临溪小筑

孩子们的快乐天堂

二十多年前住在都会区的好邻居，也是我儿子的干妈，有三个子女，如今都已成家立业，而且儿女成群，从幼儿园到中学都有，放假时最喜欢到无患居游玩。

他们一来就带来七八个小孩，时而尽情地在草坪上追逐嬉戏，时而在鱼池、莲花池、生态沟喂鱼，钓鱼，捕鱼，时而采食水果，时而……，真是玩得不亦乐乎！

很多小孩子不喜欢到山上，因为蚊虫多，又没有玩伴，有些地方因收视不良也没有电视可看，更没有计算机可上网打电玩。可是无患居却能让他们念念不忘，吸引他们一次又一次前来。真正能吸引他们来的原因无他，秉持生机造园的理念打造的无患居，让丰富的自然生态引发孩子们的好奇与兴趣，才会让他们流连忘返，乐此不疲。山上成为孩子们的快乐天堂，成为来了就不想离开的地方。

为了丰富我的无患居“部落格”内容，增加可看性，我把主意打到儿子干姊的三位儿女身上，因为他（她）们个个都是作文高手，我请他（她）们 PO 文。大姊因准备高中联考，功课压力大无法参与。二姊廖明萱中一升中二，小弟廖明煦小三升小四，都写出超龄的好文章。他（她）们在无患居游玩所生动描述的心得与感想，文笔之流畅，比之同龄的小朋友甚至大学毕业生毫无逊色。

谨将两篇文章转载提供读者分享。

与大自然为伍——南庄之旅

廖明萱

炽热的暑假，我们一家规划到坐落于南庄山腰上的陈公家——无患居游玩。沿路上，花草繁茂，众树矗立，苍翠的叶片簇拥着枝桠。众多花儿欣欣向荣，各个争妍比美，蔚为壮观。大地盎然的生机，风景中自有风景，令人心旷神怡。坐在车上的我，目睹一幕幕美丽的光景，已浑然忘我，神游其中……

抵达目的地，我心雀跃着，正催促着我尽快下车。我跟陈公、陈婆打过招呼后，便迫不及待快步至一个池畔边。只见水中的喷泉洒出一波波灿烂的水帘，溅起了圈圈的涟漪。水面上波光粼粼，清澈透明，好似一面明镜。此时，一股缕缕的幽香扑鼻而来，似有着白皙的柔嫩肌肤，却有着坚贞的气节，它，就是高雅的玉兰花。须臾间，蝉声大噪，虫鸣四起，伴随着鸟儿高亢的吟叫声，规律而活泼，犹如一场盛大的音乐会。音乐会带来欢乐的气息，真可谓大自然完美的“诠释者”啊！我细细地聆听，心无旁骛。置身其中，仿佛置身在与世隔绝的人间仙境一般。

好一个静谧的夏日午后时光，大家在凉亭里促膝谈天。有时诉说工作的沉重，有时吐露生活的琐事，有时埋怨课业的繁杂，谈笑风生，好不热闹啊！然而，这些不愉快的事情，就在这聊天之际化为乌有，消失殆尽。我倚靠着微微晃动的摇椅，身体随之摆荡，出神地凝望着环绕四周的山峰绿意。青山叠翠，庞大的树木，紧密地相互依偎着，形成整片壮观的树海。每当风儿疾振，汹涌的有如高低起伏的海浪，响起“沙沙沙”的声音。之后，我与家人在碧绿如茵的草地上，畅快地打羽毛球，尽情地奔驰，放纵自我。顿时，我无意间瞥见那棵熟悉的阿勃乐，竟然开起了美丽的金色小花，犹如金玉点缀在英勇的帝王之身，令我不禁肃然起敬。心想：这岂不是大自然巧妙的杰作吗？“万物静观皆自得”就是此时我的心境写照。

如此惬意的休闲生活，在夕阳临门前，渐渐地落幕了。临别前，我看到周遭的花草树木左右摇曳着，似乎向我们挥手道别，狗儿也汪汪地大声吠叫，仿佛提醒着：“再见！下次再来唷！”我会心地一笑，带着满满的幸福踏上归途……。感谢陈公、陈婆。

南庄钓鱼乐

廖明煦

今天我们要去南庄陈公家钓鱼，我们准备渔具、鱼饵，还有快乐的心情，就浩浩荡荡地出发了。到了陈公家，一开车门，小狗就汪汪地叫了起来，好像欢迎我们到这里玩。

过了不久，爸爸就对我说：“我们来钓鱼吧！”爸爸先把鱼饵钩在钓鱼钩上，就开始钓鱼。没一会儿，鱼儿接二连三不断地上钩，真是爽呆暴！

后来，我们去三秒池（就是容易钓到鱼的地方）钓鱼，结果不但钓到鱼，还钓到大鱼。

中午，我们就享用着一盘香喷喷的炸香鱼，这真是快乐的一天。

谈癌论病，不惑不忧不惧

我不是医生，更没有灵丹妙药

自从写书以及在网络与“部落格”将抗癌心路历程提供有缘人参考后，很多癌病友及其家属来拜访，我都很乐意提供自己抗癌的经验心得。大部分来访的病友及家属，也都能肯定及佩服我所做的一切。但也有少数的病友及家属，把我当成救命医师，希望在我这里能找到救命仙丹，可以立即治好他的病，所以我说什么他们都听不进去，更不可能去改变自己。

说实在的，我能提供的意见，也都是放诸四海皆准的健康之道——放下一切，先从生活、饮食习惯改变做起，生活规律正常，清心寡欲，革除不良恶习。在饮食上力求均衡营养，精制美食改为清淡粗食，少油、少盐、少糖，拒绝高热量、高蛋白、高胆固醇及精制加工腌渍过的高压力食物。他们对这些建议大多是心存怀疑，就算认同，想改变也会质疑，还来得及吗？有不少是家属来拜访，因为病人自己不愿意来，所以再怎么跟家属说也是无济于事。病人还在怨天尤人，自暴自弃，哀莫大于心死，连亲密家人都说不动，我也爱莫能助。

想到自己不幸罹癌，走出哀伤期后，除了全力配合医生治疗外，也到处看书找数据，吸取别人宝贵的抗癌经验，只要能改就立即改变，不能立即改变的，也在病情好转后逐步改善，才有二十年后身、心、灵全方位抗癌成功的我。天无绝人之路，唯有自助，才会有贵人来相助，最后更能感动老天来帮助。这句话是我送给癌病友的金玉良言，希望他们永远不要放弃自己。

“与癌共存，和平相处”观念之我见

近年来有很多人倡导“与癌共存，和平相处”的观念，这种见仁见智的说法我不能完全接受，特别是血癌病患。当骨髓或周边血液发现不正常的芽细胞，此时自体免疫功能下降，无法消灭它，任其不断分裂快速增生，就会立即危及生命安全。这也就是血癌可怕之处，只要发现就是末期，放任“与癌并存、和平相处”，不积极用药物化疗与放疗，无异自毁长城、坐以待毙。

近来更有所谓宗教人士倡言，癌病的手术切除是让刽子手对自己器官行刑，而化疗与放疗是用毒药来谋杀自己。还说只有与癌细胞和平共存，癌病才有希望，并在电视媒体大做广告，对此我更是不敢苟同。

我是军人出身，我认为对入侵的外敌或内部反叛军，只有彻底摧毁，才能确保安全。如还击无力而与敌谋和，也只能是暂时的权宜之计，必须痛下决心励精图治、修明内政，才有雪耻机会。

癌细胞原本是体内的正常细胞，因受刺激而产生之病变，危害正常细胞及器官，当免疫功能无法破坏它，或认为它原本也是身体的一部分，而分不清是敌是友而无法采取行动时，只能靠手术与化疗、放疗才有治愈的机会。

战争的原则是将战场开辟在境外，以避免让境内一片焦土、生灵涂炭。可是对境内的敌人就必须忍受战争带来的破坏，最终一定有机会重建复原。对付体内癌细胞也一样，只有以壮士断腕的决心做必要的牺牲，以保全大局。以手术切除自

身器官固然残忍，但该切除的部位早已成为毒瘤，如不采取断然措施而任其快速增生，必将危及生命安全。

以化疗、放疗阻止或抑制癌细胞扩散，虽同时对正常细胞造成残害，但放任癌细胞扩散不管，正常好细胞终将被荼毒残害，权衡得失，化疗、放疗是必要之恶，不得已而用之。唯有如此才能有机会保住宝贵的生命。在医技越来越发达的今天，化疗药剂副作用与并发症，有越趋减轻、减少之势，而放疗也越趋缩小打击面，避免造成大面积的迫害。

二十年前我所接受的化疗、放疗，生不如死的痛苦磨难，比之现在看到有几位抗癌斗士谈笑风生的现身说法，真为他（她）们感到庆幸。短短二十年医技进步的神速，化疗、放疗的痛苦与副作用已减轻得太多太多了！相信不久后，癌症的治疗会有更惊人的成就。

学以致用全军破敌

这一生曾为所学专长，未能充分发挥在职场上，而耿耿于怀感到遗憾！直到成功抗癌后，这些遗憾才被逐渐消融。

因爱好运动又具备好的身材而读体育学系，毕业后在军中虽未发挥所学专长，但壮硕的身体却成为尔后抗癌的本钱。在军中被迫放弃本职，重新规划，循正统发展，先后考入指参与战争学院，学的是大军作战，成为尔后抗癌的累积能量。

“兵者，不祥之器，不得已而用之。”爱好和平本是人类天性，承平之世任谁也不乐意见到残酷的战争。学大军作战对我个人而言，说现实一点，是具备资格成为晋升之阶。没想到这个军事专长并没有在军中充分发挥，却用在自己体内对付反叛军的战场上。

我把抗癌战争当成攸关身体安危、生死存亡的大战役来打。先有运筹帷幄，才能决胜千里；有谋定才能后动。因此，罹癌后走出悲伤期面对癌魔的首要之务，就是找出致癌因子，然后才能集中全力发动攻势消灭癌魔。

大军作战，制胜关键主在“全军破敌”。“全军”就是健全与保持完整的战力，而“破敌”就是以完整的战力，迅速而安全的接近敌军主力，形成有利的战略包围态势，进而彻底围歼敌人有生战斗力。

学体育爱好运动让我一直保有健壮身体的本钱，尽管长期接受化疗的摧残，身体也没被搞垮，连主治医师都不得不赞叹地说我是“天赋异禀”，这就是所谓的“全军”。学大军作战所蓄积的能量，如同抗癌的正规疗法是以身、心、灵全方位对抗癌魔，形成有利的战略包围态势以彻歼癌魔，让其永远无法复发。

事后写这篇文章，让人会认为我是事后诸葛亮只是后知之明，或硬把战争原理原则套在抗癌成功的经历上。说实在的，我在抗癌过程中确实没有想到这个先见之明，可是事后回想，我真的是一步步稳健地朝这个方面迈向抗癌的成功之路。也许这是老天早就安排好指引我走的抗癌之路。

折翼天使走出重度忧郁

山上有位邻居原是爱妻的女同事，在我们买地后请他们夫妻来参观，没想到他们也买了附近一块地。

不久后他们因买地纠纷与地主对簿公堂，诉讼不断。接着又因她任职的单位主官涉及贪渎，无辜的她不断被检调单位约谈调查。原本活泼开朗、“人来疯”的个性，到哪里欢笑就在哪里，是大家公认的康乐箱，怎么也想不透她会得重度忧郁症。

病后的她必须靠药物才能控制。事后她告诉我们，才得知她几度上楼梯就想往下跳，就此结束一切，好在有家人的谅解，才逐渐走出忧郁阴影。山上有位画家得了忧郁症，在病情缓解时写了一本《以画疗伤》的书，大家看了，对作者的大部分内容描述“雾煞煞”。她看了之后对我们说，这本书只有他们这种人才能引起共鸣，真正写出忧郁病患的内心深层感受。

她还在上班，只能利用公众假期到山上疗养，她老公则整理庭园。退休后的老公自力建造钢构屋的要求标准甚高，而且要付出极大的劳力，心疼老婆，希望她不要太累，所以禁止她做粗重的工作。原本是将门之女、千金小姐的她，加上个头娇小，也帮不了大忙，只得在斜坡上下的畸零地及边陲地带进入她莳花弄草的世界。十几年下来，原本不起眼的这些死角地区，居然成为庭园景观最美丽的焦点。让我最佩服的是，很多大男人搬动都觉困难的大型带盆植栽，她一个人都有办法去盆落地，入土种植。

病来如山倒，病去如抽丝，她的病就这么一点一滴、半丝半缕地，在接触阳光、劳动、流大汗后（原本她汗腺并不发达，甚少流汗）的田园疗愈中逐渐康复了。

论同病相怜高凌风先生之不幸

享誉歌坛被称“青蛙王子”的高凌风先生，二〇一二年发现罹患血癌，二〇一四年二月不幸病逝，留给歌迷们无限哀思。

与我年纪相仿的高凌风，有着独特的唱腔、夸张的舞步、戏谑的歌词和游戏人间的大胆风格，当年曾有许多脍炙人口的歌曲，风靡大街小巷。我生性保守，不喜欢标新立异，可是听高凌风的歌，在我的苦难成长背景中，不啻为一剂兴奋剂。

人死为大，如今我举例并评论高凌风失败的抗癌例证，对他也许不够厚道与尊重。但我同样是血癌病患，评论他的失败，是希望他做一个逆境菩萨，教化人心也应是他留在人间的功德之一。

高凌风不幸罹患血癌后，虽曾循正统西医疗法治疗，但几次疗程后，就受不了化疗药物副作用带来的痛苦而成为化疗逃兵，并寻求密医的另类疗法，最后还是逃不过死神的召唤。

他这一生早已名利双收，但病入膏肓还心心念念出去办大型演唱会，病中照样造型奇特，将头发染成五颜六色，他的病就有可能是长期使用化学染发剂所造成的。最要命的是，他拥有的财产到底是资产还是负债，与他的枕边人争得你死我活，闹得沸沸扬扬，唯恐天下人不知，恩怨情仇剪不断、理还乱，至死方休。

高凌风罹癌后，生命还能延续一年多，绝对不是靠密医的另类疗法，而是靠不定期到医院输血。高凌风病重时曾说，就算死也要死在舞台上。我不敢苟同。他最应该做的是面对事实，学习“放下”，改变一切，以身、心、灵全方位抗癌。等成功后再重新站上舞台，才能赢得世人更多的掌声。就算不幸失败也会赢得世人的尊重与怀念。

追逐美食对身体是负担也是病因

打开电视机，各频道无论中外，几乎同时都会有几台在播放美食的节目。各色美食虽然令人垂涎三尺，但对我而言已引不起兴趣，更认为这些美食吃多了，对身体是负担，也会导致生病。

我是运动员出身，因活动量大，从年轻起就几乎餐餐饱食，总以为吃得饱、吃得丰盛才能够摄取足够的养分，维持强健的体格。随着年龄的增长以及生活水平的不断提高，追逐美食成为我的喜好之一。加上随着职位的晋升，交际应酬，送往迎来，餐餐大鱼大肉。在外岛担任主官期间，接待不完的来宾或接受上级督导，有永远没完没了的山珍海味及精制美食。不论大鱼大肉或山珍海味，这些美食几乎都是高油、高盐、高糖、高蛋白的高压力及酸性、惰性食物，长期下来身体焉有不生病之理。

罹患血癌后，经彻底检讨反省改正，我在饮食习惯上作了一百八十度转变，从健康素食开始，以自种有机蔬菜为主，粗食、淡食，身体才逐渐恢复健康。进住山区后，更过着简单纯朴的生活，尽量减少应酬，早已不再追逐美食。这几年罹患糖尿病，在医师及营养师的严格要求下，更是励行吃七分饱，拒绝甜食与少吃淀粉类高热量食物。

山居十五六年，自种有机蔬果及山中自然野菜的原汁原味，早已征服我的味蕾，成为清淡爽口的健康美食。

伟哉！一位抗癌奇人的壮举及其他

几年前看到一则报道好感动，一对夫妻年纪与我们夫妻相仿，也有着相似的抗癌心路历程。报道中说，妻子癌症末期，医生宣布死期将近，先生毅然辞掉高薪工作，买了一艘游艇，已环游世界二十多个国家和地区，因遇到海上强风大浪，被迫在台湾靠岸。接受采访时妻子神采奕奕，令人钦佩的是，罹癌接受治疗后，羸弱的身躯，加上原本就晕船的她，竟然能克服海上的艰困及恶劣的海象。她坚强的毅力及耐心，以及先生无怨无悔、生死与共的相伴，实在令人敬佩。

回想自己有幸逃过癌症一劫，看到报道后以及山居十五六年来，认识很多抗癌重病成功的奇人异事，爰提供下列几点，供癌症病患及其亲人参考：

1. 勇敢面对事实，接受正统疗法。就算医生放弃，自己也不能轻言放弃消极等死。如需化学治疗，虽然活罪难逃，但不做化疗，却是死路一条。

2. 放下一切，彻底改变，包含生活习惯、饮食习惯、居家环境、思想观念、心性等。回归自然，清心寡欲，绝对会有意想不到的疗效。

3. 自助、人助、天助，永远是对抗癌重病成功的不二法门。

4. 爱的力量无穷，唯有亲人无怨无悔、无私无我的关怀鼓励，全心全力照顾，才有可能起死回生。

5. 反省忏悔、积德行善、趋吉避凶，抗癌成功不是没有可能。

情绪致癌，情绪治癌

曾与多数癌友深谈，大多肯定恶劣情绪所产生的负面能量会招来癌魔。这些癌友也承认生病之前的一段日子，是一生中情绪最差的。情绪会导致癌病这已是不争的事实。

同样的，情绪也能治癌，能以好的情绪、乐观积极的态度提升正面能量，也可以赶走癌魔。

在长庚医院四年治疗期间，我接触无数罹癌病人，感受特别明显，最能印证“情绪致癌与情绪治癌”。兹就下列几个实例来说明：

1. 情绪致癌方面

有位同房的年轻病友，除了吃饭睡觉外，离不开手机，与朋友通话喋喋不休讲个不停，主要是倾诉他生病的负面情绪。一个月的通话费用，照顾他的妈妈说，至少上万元。不停地讲电话，让我们同房病友大感吃不消，连休息时间都被打扰。每到用餐时间，母子总为吃什么而烦恼。想吃的东西，妈妈说“这不好，那有毒”因而不买给他吃，搞得他一到吃饭时间就生气。最要命的是，治疗到缓解时，医生建议他赶快做骨髓移植，他妈妈却带着他寻求另类疗法到处求神问卜，结果延误了稍纵即逝的最佳时机，回过头来想做髓植已来不及而一命呜呼！

又有一位病友，住在隔壁的单人病房但从未谋面，只是听到他每天为公司的业务找部属到病房。想来他应该是一位公司老板或高级主管，生了重病而住院。很显然他是放不下公司的一切，每天总有下属进出报告。我们听到的总是高声嘶吼、斥责、谩骂，让我们耳根不得清静，连睡眠都受干扰。我很想到他病房劝说，被老婆阻止，没多久这位病人就全身盖上白被单被推到太平间。

还有一位也是年轻病友，父母离婚，由母亲一手带大。他成年后母亲出家，不久后他生病住院，母亲到医院全程照顾。他常到我们的健保病房听病友们聊天，但从不开口只是默默地站在一隅，心里似乎有永远解不开的结。最要命的是他几乎不进食，看到他时总是吸食着一杯可乐，妈妈也管不动他。最后这位年轻人也从病房消失了。

2. 情绪治癌方面

有位年轻的罗姓女士与先生在英国求学后就业，不幸生病后选择回台就医，她相信台湾的医疗水平。做骨髓移植手术时，她是我无菌室病房的前一位成功病患。见面时我向她讨教有关问题，她满面春风、态度和蔼，热心回答一切问题，解开我很多的疑惑。日后见到她的面，她也总是笑脸迎人。定期举办的髓植联谊会，她永远是那么逍遥快活。

又有一位病友，年轻、帅气、谈吐不俗，是还在研究所读书的曹姓病患。他为人谦恭有礼，有慈母陪伴照顾，看得出他有良好的家教，我有幸与这位病友同房。与他对谈时，他永远是高高兴兴，从未有怨也从不叫苦，连几位实习护生也被吸引，常利用课余及课后来探视他。有好的情绪，当然最后他也是抗癌的成功典范之一。

还有一位廖姓的年轻上班族，主管汽车零组件业务，从谈吐中就能体会他的精明干练。生病后他积极接受治疗，长期往返高雄与林口，从未听到他叫苦喊累。他也是先我进入无菌室接受髓植，术后状况良好，成为我讨教的对象。

最后用我自己做例子，更是“情绪致癌、情绪治癌”最好的印证。负面情绪致癌，之前已详述，以好情绪治癌也写了不少。只是在医院住院期间，很少谈到与病友互动。其实在住院期间，我与病友、医护理人员都有良好互动。我从不把负面情绪与负面能量带给别人，完全遵照规定、配合医院做一个好病人，只要状况容许，就推点滴架在走道运动，见到病友、医生、护理人员就亲切打招呼，我们夫妻早就成为病房中公认的模范病人。

健行爬山净身又净心

学体育出身的我，最知道运动对身心健康的好处。年轻时有任何烦恼，打一场大汗淋漓的球赛后，身心舒畅，什么烦恼都没了。年轻时我选择以锻炼心肺、增强肌力等较剧烈的运动为主。罹癌后由壮年步入老年，剧烈运动早已不适合我。山居后不用任何辅助器材，没有特设场地限制，又能接近大自然，所以动作缓和的健行爬山就成为我的最爱。

只要出门就有取之不尽的山间古道，起伏的山峦，苍翠的林木，潺潺的流水，充足的氧气，高含量的芬多精、负离子，徜徉其间忘却烦忧、身心舒畅，特别是能让头脑清醒。很多解不开的难题，写不下去的文章，甚至前瞻性的构想，多是在健行爬山时的净心思考中，得到意想不到的灵感与启发。

因癌结缘家住南投的成功抗癌斗士，更是台湾倡导健走的达人孙正春先生，人称“孙行者”。他自述从小就病入膏肓，身上有十多种病灶，还得了极为罕见的颔下淋巴肿瘤。他就是靠着健走爬山不药而愈，连医生都感到不可思议。很多病人跟随他健走，也获得意想不到的疗效。

第九章

糖尿病也来折磨

母亲晚年罹患糖尿病

在我罹患癌症一年多后，与大哥大嫂同住的母亲发现视力模糊，连四弟回家探望，近距离也认不出来。我们夫妻知道后认为事态严重，立即带她到眼科医院门诊，检验结果是得了严重的白内障，必须接受切除水晶体的手术。医生问母亲有没有糖尿病，我当时很肯定地说应该没有，我们还不明白医生为什么要问这个问题。医生还是要我们带她到医院新陈代谢科做检查。结果证明她得了严重的糖尿病，而白内障只是糖尿病的合并症之一。

从母亲得了白内障到检查出糖尿病，我们兄弟感到非常愧疚。有很多迹象早就可以观察出来，例如已出现典型的“三多一少”现象，其中的口渴、尿多及体重下降特别明显。对于疾病带来的痛苦，母亲向来是逆来顺受，宁愿默默忍受，总认为人老了机能退化身体有毛病是正常的，所以很少跟我们兄弟诉苦。病前我们没去关心，且对频频出现的警讯毫无警觉，真是大不孝。

晚年她因行动不便必须以轮椅代步，唯一的排遣及嗜好只剩“看电视”，除了睡觉外几乎整天离不开电视。当视力模糊检查出白内障时，要带她到医院动手术，起初她也执意反对。好不容易说动她先治疗一只眼睛，经手术抽换水晶体后，结果视力恢复出奇的好，她还一直问我们另一只眼睛何时可以开刀治疗。

有了治疗后恢复视力的一双好眼睛，又让她高兴地多看了十几年的电视。至于糖尿病的治疗，也在她饮食疗法与药物的正确使用下，一直到过世都得到良好控制。

步入中老年，糖尿病也找上我

二○○七年农历春节期间，我突然出现“三多一少”症状，体重急速减少十公斤左右，吓坏了我们夫妻俩。加上多年前检查出已有轻微的白内障，在这段时间视力变得更模糊，尤其夜晚或阴雨天光线不足时视力更差，我心里有数，可能是糖尿病。几天后到长庚医院血液科定期回诊，经抽血检验，指数饭前三百多，饭后五百多，已严重超过正常指数。郭医师诊断确定我得了糖尿病，并转介到新陈代谢科许瑞旭医师的门诊做进一步检查，确定是糖尿病无误。我立即去上营养师饮食控制的卫教课程，开始饮食控制指导。新陈代谢科医师除开立药物外，要求定期回诊检查，同时也转介到眼科赖旗俊医师的门诊。经医师诊断，我的白内障已相当严重，必须安排时间门诊手术开刀切除。

以下简单介绍有关糖尿病高危险群的判断方法：

1. 母亲有糖尿病：近亲有糖尿病，罹患概率比常人高出五倍以上。

2. 年纪已超过六十的中老年人：其实四十岁以上的壮年人就必须每半年做健康检查。

3. 体重过重：我身高一百八十三公分，体重最高时是八十八公斤，显然已超出标准体重十至十五公斤。

糖尿病的发病往往五至十年后才会被诊断发现，可是我却疏忽了。这段时间因没有明显症状，尽管罹癌后饮食习惯有了重大改变，但因食量大，米饭几乎餐餐保持两碗半至三碗，水果又无限制地吃，尤其越甜越爱吃。

其实淀粉、糖及水果并不会造成糖尿病，但得了糖尿病就不能有过多的摄取量。因为我运动量大，汗流得多，热能被消耗掉，所以症状一直没爆发出来。春节连续假日运动量骤减，吃的又比平时多，潜伏很久的病症自然就爆发出来。

糖尿病的治疗

确定得了糖尿病，我比一般患者得病后不良情绪反应显得更为强烈。因为我好不容易历经癌病才迈向康复之路，又得了不可逆的糖尿病，又是经过一段震惊—否认—愤怒—妥协—忧郁—适应等阶段。

因有母亲病后控制良好的前例，并阅读过有关参考书籍，知道得了糖尿病就几乎终身与之为伍，但很多得了糖尿病的病人在单靠饮食控制下，也能多活几十年，更何况加上药物治疗及适度运动，糖尿病在医学进步的今日已经是很好控制的，所以不到半个月我就走出阴霾，接受事实，勇敢地去面对。

为了了解每日饭前及饭后血糖的指数，我遵照医师的建议到药局买了血糖测定器，每日做血糖监测，并将测量结果记录下来。大约一个月后，在饮食、药物、运动三管齐下的治疗下，已能完全掌控血糖值在正常指数内。

罹患糖尿病之初，最担心的是影响我在山居生活的质量以及造园工作的进行。经有效的控制后，除了日常生活稍受束缚，特别是很多好吃的美食我都要忌口外，其他方面并没有受到影响，而心情仍和往常一样快乐而自在。造园工作更为积极，因为劳动流汗也是最好的治疗方法。

白内障的手术治疗

我的视力从年轻时就不是很好，近视加散光必须配戴眼镜，中年后视力越来越差，特别是天色昏暗时更严重。后来到医院检查，医生说是得了白内障，但还不到要开刀治疗的阶段。不过，得糖尿病后更为严重，连开车都受影响。经眼科医师诊断，白内障已经很严重，必须接受手术治疗。

依约前往医院门诊，先接受较严重的右眼治疗。完成报到手续后更衣进入手术室，先接受护理人员眼部消毒及完成手术前的各项准备，并安抚情绪。手术在点眼药水局部麻醉后开始进行。医生简单亲切自我介绍后，就以娴熟的动作做切除手术。当时意识清醒，更没有疼痛感觉，手术只有短短二十分钟左右，但在眼睛看不见的状况下，仍要张眼盯着正上方的灯光，不能转动眼球。在混浊的水晶体（白内障）取出及置入人工水晶体时，除有点感觉眼压失衡外，过程相当顺利。

手术后眼睛覆盖一层纱布及眼罩保护，第二天依约回诊。在诊疗室拆开纱布后的刹那，我吓了一跳，眼前怎会那么明亮清晰。当赖医师问我感觉如何时，我立即答称：“大放光明，非常的理想。”赖医师也频频恭喜祝福。眼前大放光明的感觉，让我感到不可思议。我这一生，似乎从未享受到如此的好眼力——虽然只是先治好一只眼睛。

为了暂时保护术后眼睛，须戴上护罩，但透过护罩的洞孔，仍可大略看到前方景物。回家不久，首先发现我的生机花园除了明亮清晰外，更是色彩缤纷、鲜艳动人。当我发现尚未做手术的左眼，与术后右眼看到的颜色，不仅有色差问题，而且鲜明度完全不同，红花变紫花、深蓝成浅蓝、深紫变艳紫，着实让我吓一大跳，以为我有色盲。我不解手术前后的左右两眼，怎会有这种色差问题。问爱妻后才知道，术后的右眼看到的颜色才是正确的。难怪爱妻以前老怪我，看东西的颜色常被患有白内障的眼睛误导，还强词夺理。

大约两个月后，依约再度接受左眼手术治疗，过程非常顺利。两只眼睛已经没有色差问题，而且原有的两眼近视约四百度也都减轻只剩一百度左右，就算不戴眼镜也不会影响正常生活。

体重减轻是福不是祸

罹患糖尿病七年来，体重由这一生中最重的八十八公斤，逐渐降到目前的七十三公斤，足足减了十五公斤。之前每次门诊，医生都会提醒我要减轻体重，但我担心减得太多是否会有问题。医生说依我的身高比例，目前的体重是最标准的，希望我好好保持。

自己后来也有感觉，生病前的体重是重了一点，只是因为身材高大，加上天天劳动，所以看起来是壮硕而不是痴肥，更没有鲔鱼肚，所以并不在意。年轻时身材高、吨位重，在球场上是冲撞的本钱，具备太多的优势。可是现在年纪大了，体重超重反而是累赘，是负担更是病因。俗话说：“千斤难买老来瘦。”身体实在不需要这么多赘肉。现在体重减少最明显的好处是，心肺负担减轻了，健行爬山也轻松多了。

第十章

生死关头从佛陀的医学观到内观禅修悟道之旅

佛陀的医学观

在医院做完第一次八个疗程的一年半化疗之后，遇到瓶颈，无奈又无助时接受魏教授夫妇介绍的生机疗法，同时也听完其赠送的雷久南博士佛陀医学观的录音带后，对佛陀医学观有初步认识，知道“断了杀念，心存善念，吃素、放生、持戒自然病愈”。

雷久南是拥有美国麻省理工学院生化博士学位的癌症研究专家，研究十多年的癌症。为了找出证明，她连续研究了一万名癌症病例，发现“情绪”是影响癌病变的“促发点”，若能把自私心、憎恨心、烦恼心、害人心等去除，对癌症有意想不到不可思议的效果。

起初接触这种观念时，对已病入膏肓的我，当然会心存怀疑。所以我并没有认真探讨，或发愿励行实践。开始进行生机饮食疗法后，血癌在短短的一个半月就奇迹般获得初步缓解，我这才认真思考，不再杀生改为吃素。而“情绪”是影响癌病变的促发点，此时我更是百分之百接受，因为自己就是最明确的见证。

至于放生，我一直认为真正的放生是推动生态保育观念，并立法保护野生动物。我对台湾少数宗教界纠众造势，不顾生态保育环境造成的生态浩劫，助长人性贪婪，花钱找救赎的集体放生乱象，早就嗤之以鼻。这种方式除了成就所谓高僧的虚名外，就是造就一堆因慈悲而生祸害的蠢人。

至于持戒，佛教戒律与经典多如牛毛又艰涩难懂，这也是我始终没有接受佛教持戒的原因。倒是禅宗六祖惠能大师的《六祖坛经》一看就懂，言简意赅的《六祖坛经》影响我一生。其中的“无相颂”偈：“心平何劳持戒？行直何须修禅？恩则亲养父母，义则上下相怜；让则尊卑和睦，忍则众恶无喧。若能钻木取火，淤泥定生红莲。苦口的是良药，逆耳必是忠言。改过必生智慧，护短心内非贤；日用常行饶益，成道非由施钱。菩提只向心觅，何劳向外求玄；听说依此修行，天堂只在目前。”这就是我的宗教观。

《尚书·大禹谟》的十六字心法

在接受雷久南佛陀医学观的启导后，我不敢说我是具有慧根的人，但曾是职业军人的我，过去在军中接受哲学教育熏陶下，知道要想成为一个“运筹帷幄，决胜千里”的优秀将才，必须深体《尚书·大禹谟》的十六字心法“人心惟危，道心惟微，惟精惟一，允执厥中”的真义。这“危、微、精、一、中”对我的启发就是人心很容易受贪、瞋、痴、慢、疑所诱导，是非常危险的，而道心常被蒙蔽而不易彰显，唯有不偏不倚、求精求一、取中庸之道才是正道。

罹癌后听了佛陀的医学观成了我开悟的契机。以身、心、灵全方位对抗癌魔与心魔正好可用上这十六字心法，而有了“慈悲心、忏悔心”的初始念头。

因缘俱足下，有生机疗法带来缓解曙光；有郭医师正确判断，大胆建议骨髓移植；有爱妻明智建议，一同到山上打造新家园；有森林研究所毕业的女儿，将有关生态保育书籍提供营造新家园参考；在山上有理念相同的新住民，共同为营造优质小区新风貌而努力。在接受佛陀医学观后，又有施老师醉心于灵异现象之研究，而有全省走透透的探究之旅，以及在台中新社的内观禅修之旅，所得到一个启示就是“诸恶莫作，众善奉行”，能发大愿以“慈悲心、忏悔心”欢喜行善，断绝贪、嗔、痴念头，自然身心快活，百病难侵。

癌（重）病患若放下一切，从身、心、灵全方位改变，定能起死回生。我成为最有福报的具体见证。

内观禅修悟道之旅

缘起

二○○七年六月下旬，施老师到设于台中县新社乡的“台湾内观禅修中心”，参加为期十天的内观禅修。回来后她对禅修内容与心得并未多言，我对禅修无兴趣也未加多问。倒是施老师积极建议我们夫妻，尤其是我最应该去体验。

施老师多次的建议，我均摇头并持反对态度，她深知我个性固执，多说无益，甚至还会引起反效果。

而我拒绝前往的理由有三：

其一，我原本就有根深蒂固的成见，总以为：“心平何劳持戒？行直何用修禅？”对自己言行的反省检讨，特别是错误的行为，我确信自己有足够信心与能力去反省改进，何劳长期禅修静坐苦修才能悟道。

佛陀是在菩提树下禅坐苦修而开悟解脱的，他看清了人世间一切痛苦烦恼的根源。我以为，佛陀是因为先天就具有超人的智慧，加上长期的苦修沉思，才能在三十五岁时悟出真理，并发宏愿终身济世救人解脱痛苦。至于一般凡人，我总以为就算终其一生参禅打坐，不但难以悟道成佛，反而有太多人走火入魔。难怪佛陀在世时的灵山拈花传心印，在众多门生中，也只有摩诃迦叶尊者，知道心意而破颜微笑，并得到金色袈裟传衣钵。

其二，至于佛曰："吾有正法眼藏，涅槃妙心，实相无相，微妙法门，不立语言文字，教外别传，现付嘱摩诃迦叶。"到底这微妙法门为何？与参禅静坐悟道又有何关联？对我而言那已是几千年前"直指人心，见性成佛"的神秘故事，我只是当成禅宗公案来看。要我亲自去参禅静坐悟道，当然是敬谢不敏。何况当今之世，宗教乱象正邪不分，什么高僧、法师、上人、上师、活佛、法王、仁波切等住广厦高床，出入名车，弟子前呼后拥，不知他们是如何参禅悟道，悟的又是什么道，有多少人能无愧于佛祖的宏愿。

禅宗的一则公案"磨砖成镜"故事说得好。

话说南岳怀让是六祖惠能大师的得意门生，跟随惠能十余年，后来驻锡南岳般若寺三十余年。有一天看到年轻时的马祖道一，在般若寺经常于佛室前参禅打坐，怀让问他：

"年轻人，你在这里做什么？"

答称："坐禅。"

怀让再问："为什么要坐禅？"

道一答："想成佛！"

怀让并未说话，只是坐在一旁拿砖头不断地磨，道一好奇问道："你在做什么？"

"我想把砖头磨成一面镜子！"

"砖头怎能磨作镜？"

"是吗？砖头不能磨作镜，那禅修打坐又怎么能成佛呢？"当头棒喝惊醒了道一。

这则公案告诉我们，只是身体打坐而不用心悟道是不够的。

其三，我一直认为长期盘坐，有违生理结构及有碍健康，并造成气血循环不良、下肢麻木。加上我年轻时因运动伤害，到现在膝关节仍隐隐作痛，无法承受长期双腿受束缚、动弹不得的盘坐。何况要求一天十小时，连续十天不动姿势，禅坐修行将成为苦刑。

施老师见说服不了我，改采迂回的方式，请曾为我们夫妻开悟解惑，令我们折服的泰德先生，来说服并邀约我们夫妻共同参加。

经我们夫妻一再长考，认为施老师用心良苦，何况她有旺盛的求知欲，她研究灵异，并著书立说旨在教化人心，并与通灵人合作，帮人开悟与消灾解厄而救人无数。虽然她得道多助，很多人受感动来帮助她完成理想与愿望，尤其她当时正在筹设网站想借此教化人心，但这次我这位几乎全程参与的白老鼠如果缺席，对她来说是有些许遗憾。

事实上，施老师要我参加的真正目的并非仅仅如此。她明察秋毫，以其敏锐的眼光早已看出，这两年来，潜伏在我内心深处的不良习性的反应——不断浮现出负面情绪，贪爱及瞋恨心越来越严重，几乎迷失心智，好山好水并没有好心情。夫妻之间也已暗藏不足为外人道的嫌隙与危机，必须借由内观禅修，自省开悟来彻底净化心灵。这是我在参加内观禅修开悟后才体验到的。

虽然答应参加，但我心中仍带有太多的疑惑，心不甘情不愿地前往。爱妻则因故临时取消陪同共修。

谨将参加内观禅修有关规定与全程参与经过，及因人而异的悟道体验提供如下，以飨读者。

报到、简介、课程作息、行为规范

1. 报到

二〇〇七年三月五日一早，爱妻帮忙依照规定准备必须携带的物品。施老师来电表示因要去三义参观木雕，请我们顺道带她去。其实她是考虑我们车程寂寞所以送我一程，同时回程时也可陪爱妻避免孤单。

参观完木雕后，施老师请我们吃午饭并表示内观十天是要吃素的，而且要遵守过午不食的戒律，要我好好享受这顿美食。诚如施老师常说："皇帝不差饿兵。"要想让我当个称职的白老鼠，所以让我先尝美食保持快乐的心情。

到新社报到，在车上施老师谈笑风生无所不谈，但就是不谈内观禅修有关内容及她的心得体验。她早就知道，只有亲自体验才是最真实的收获。

到新社乡中兴岭附近，正好遇到泰德也来报到，在他带领下顺利前往内观禅修中心。看完相关规定、填写报到单后，施老师与爱妻便回南庄去。新社对我而言是旧地重游，因我曾在此服务两年多，对此地的宜人气候，留下深刻印象。

2. 简介及课程作息

之前爱妻从网上下载很多有关课程资料，我只是稍微浏览一下，并未深入了解。在填写完报到资料后，利用空闲看有关详细资料，才较深入了解何谓内观（Vipassana）。

内观在印度古老的巴利文是“洞见”的意思。它是佛陀亲自由实修内观而开悟，证得这个体验。所以，内观实际上就是佛陀主要教导人们真正开悟解脱痛苦的方法。对佛教稍有认识的人，都知道佛陀是在菩提树下悟道，虽然佛陀所说的话都保留在经文中，但佛陀悟道的内观法门，虽曾传遍各个佛教国家，但包含中国在内均已失传，连印度也已失传两千多年。而佛教各门派对禅修法门，又各说各话、各行其是，以致无法依循正确的方法去修习与体验。“礼失求诸野”，幸运的是，这种方法在缅甸从佛陀时期一代一代保留下来。葛印卡（Goenka）老师所教导的内观方法是从他的老师——已过世的缅甸大师萨亚吉·乌巴庆（Sayagyi Uba Khin）处学来的，并将这种方法发扬光大。

这个方法强调没有晦涩难明之处，没有教条，简单易学，不分宗教、种族、贫富，任何人都能接受，最重要的要亲自全心全力认真学习，并以特定方式专注意念，觉知身体各部分的感受，才能体悟真相开启智慧。

为求达到最佳效果，内观法以十天课程传授，每天作息时间是清晨四点起床，四点半开始禅修，六点半早粥。八点开始上午的禅修，十一点到一点午餐及午休。下午一点到五点为午后禅修，五点茶点，六点到七点禅修，七点播放 Goenka 开示的录音带约一小时二十分钟，再禅修到九点，九点到九点三十分有问题请益助理老师，九点三十分就寝。每天规律进行禅修时间为十个小时。

每天上午八点到九点、下午两点三十分到三点三十分及晚间六点到七点各有一个小时集体共修，全体新旧生均必须到场参加。其他时间，可按指示分别在禅修大厅、关房或寝室禅修。每天各有八次的内观活动，每次至少一小时。由助理老师先播放 Goenka 及口译的录音带，学员遵照指导进行内观禅修。

3. 行为规范

修行的基础是戒律（道德的行为）。戒律是发展禅定（心的专注力）的基础。然后，心的净化就是透过般若（内观的智慧）来达成。

谨将较主要规范项目列出：

（1）戒律

- 不杀害任何生命
- 不偷盗
- 不淫（意思是：禁绝所有性行为）
- 不妄语（不说谎）
- 不用所有烟酒毒品

（2）禁语（神圣的静默）

从课程开始一直到最后一天的早上，所有学员必须禁语（神圣的静默）。就是指身体、言语及意念的静默。禁止与其他学员之间有任何形式的沟通，包括手势、手语、写便条，等等。学员必须培养摒绝外缘，就好像单独在这里修行的感觉。

（3）身体接触

在课程进行期间，不论是同性或异性之间，都不能有任何身体接触。

（4）读与写

任何读写的物品都不应带来，学员不应做笔记，以免自己分心。限制读与写，是为了强调严格的实践内观禅修的本质。

内观禅修心路历程

1. 静坐观息，专注意念

十天的内观课程传授内容为何，事前我完全不了解。第一天只是要求我们练习心的专注，只要静坐下来就闭上眼睛，集中注意力，把心专注于鼻孔与上唇间，除了观察觉知呼吸外就没教什么。

一天十个小时下来，身心俱疲，苦不堪言。我开始怀疑，这是哪门子的方法？长时间静坐，感到全身麻木痛苦，而且我又有运动伤害，腰及膝关节的疼痛更是受不了。向助理老师报告后，虽同意改为坐在有靠背的椅子上，腰不痛了也不必受盘坐之苦，但长时间不动，如山的坐姿仍是难以承受。

而专注意念更是挫折重重，心念要不就像脱缰野马到处游移流转，要不就昏昏沉沉，以致瞌睡连连。虽一再督促自己要认真专注，但内心仍然焦躁不安、狂野难驯，一次又一次地失败。

一向自负对做任何事情，能专心一致投入注意力的我，怎么会连观察鼻孔的呼吸都会心神不宁，焦躁不安。好不容易撑过第一天，心想，还要承受九天漫长的痛苦，大有上当的感觉，想打退堂鼓。与别的同修虽不能交谈了解他们的感想，但看到他们认真的学习态度就让我感到惭愧，只好撑过一天算一天，看看内观的葫芦里到底是卖什么药。

如此过了三天半的专注意念，感觉到稍微可以把心念集中，挫折感也慢慢消失时，起而代之的是心念逐渐净化，才下定决心不论遭遇任何困难，都要克服并完成整个课程。

“唯有实修才能解脱，光是讨论没有用。除了以实际行动来达成目标外，任何借由思考或盼望，都不会达到净化心灵，从痛苦中求解脱而得到证悟。”这是内观助理老师在开示中所不断强调的。因此内观课程不断重复，特别强调实修练习。除了实修，为了使学员了解修行的内容与意义，每天晚课都会聆听葛印卡老师录音讲解“法”的开示。因为有了实修经验，才能充分了解开示的内容，也就是佛陀教诲的真正涵义。

听葛印卡老师第一天的开示，他谈道：“每当心中生起染污不净，譬如生气、憎恨、激情、恐惧等，人就会变得痛苦。不如意的事发生了，人就绷得紧紧的，内心开始打结。而当所求不遂时，人同样会在心里制造紧张。人的一生就不断重复这种过程，一直把身心两方面都绑得死死的，难以自拔。而且人们不会只让自己承受这痛苦，还会将之转移给周遭接触的人，这当然不是良好的生活之道。”这分明就是在说我目前的生活，这段话像一把利刃，刀刀正中我的要害。

长久以来，我受尽癌魔纠缠，好不容易摆脱，虽然身体恢复健康，但在心灵上始终难以向上提升。葛印卡老师的开示，对我而言，无疑是当头棒喝，更是对我进行开心手术。以后九天每天晚上“法”的修行之道，也就是对“八正道”（圣道）戒、定、慧三个部分的开示，成为我最期盼、最虚心受教甚至成为闻道后心身最感愉悦的时段。我也更有耐心，持续用心地练习，一步一步走向悟道之路。

2. 觉知感受，体悟实相

内观进入第四天，是非常重要的一天，开始教导集中心念，感受遍及全身各部位的实相。从头到脚，从脚到头以平稳、安定、平等的心观察，不贪求有所感受，也不要对没有感受产生瞋恨。

对一个初学者来说，实在无法体会以心念来觉知感受，体悟身体各部位的实相，不论是酸、麻、痛或微小以及坚硬粗重的任何感受，这些反应跟贪爱心与瞋恨心有何关联；也不了解只要保持平等心、平衡心去面对任何感受，就能了知无常的道理；更怀疑只要对身体感受不起习性反应，又与真正贪爱与瞋恨心为何能画上等号？

一连串无解的问题，不断地困惑着我，想跟老师面谈，但先前看过面谈的有关规定："问问题是为了澄清练习上的疑惑，不是用来作哲学的讨论或知识上的辩论。只有实际的练习内观，才能体会到它独特之处。在课程进行期间，学员必须完全专注在实际的练习上，这才是静坐的本质。"了解上述规定，知道问了也是白问，更不会有满意的答案，只好保持"神圣的静默，专注于实际修行，以信任的态度给这个方法一个公平的尝试"。

第四天下午开始，每天上、下午及晚间课程各有一个小时的"坚定精勤"内观禅修，严格要求不动如山的禅坐姿势，身体的不适与痛苦几乎是忍受的最高极限。但即使在身体非常疼痛时，在这个时段也逐渐可以接受身体的感受，知道一切感受以平等心看待都是无常，都会变化消失。到这个阶段最能了解，除了自己努力用功外，没有别人可以为你修行。

3. 了解无常，开启智慧

内观进入第六天，仍然持续观察学习内在的身心现象。在听完晚上七点到八点的重要开示后，利用还有半个多小时的禅修时间，可以专注地静下心来反省琢磨。这段时间，不断借由身体的感受逐渐体验，过去不良习性反应是肇因于不断浮现的贪爱与瞋恨心，给自己带来无穷无尽的紧张与痛苦。

佛陀教导我们接受“苦”的不幸事实，但也教我们如何解脱痛苦。这是一条乐观的道路。“所有的行都是无常”（诸行无常），当一个人经由真知洞见而体会这层道理，他就脱离、超越了痛苦，这是一条净化的道路。除非从身体的感受着手，否则只能在心的表层努力，而内心深处的习性反应，仍然继续不断。

借由学习觉知自身的感受，并对感受保持平等心，了悟无常的道理，在习性反应产生处停止它，这样才能脱离苦恼，开启智慧。

4. 灵光乍现，天人感应

三月十二日是我永生难忘的日子。第七天下午两点三十分至三点三十分进入坚定精勤禅修时间，我开始真正悟道而得到解脱。

一股正面的能量，像是和煦的春风及暖流，与心灵接上轨不断涌现心头，我突然感到这一生我是多么幸运，是老天爷的宠儿，所有的挫折与困顿，甚至于历经九死一生癌病魔的折磨，都是上天的特别眷顾、恩赐与考验。

感谢这一生无论是在造次或颠沛时，及时伸出援手帮助过我的贵人。甚至连所有欺瞒、污辱、攻讦、诋毁、加害过我的人，尤其是在山居志不同、道不合的恶邻，我不仅原谅他们，而且还感谢他们。那都是老天爷希望借由他们对我的当头棒喝，让早已迷失心智的我能够顿悟。可惜资质鲁钝，那些影响我几年甚至几十年的贪爱与瞋恨心所带来的负能量，是在透过原本还在抗拒与迷惑的内观禅修，才悟出道理得到解脱。

在军中我个性耿介，做人做事始终坚持原则，对于是非善恶、恩怨情仇壁垒分明。对有恩于我的人铭感五内，涌泉以报。对加害过我的人视为仇寇，恨之入骨。更瞧不起不学无术、作威作福与推诿卸责没有担当的长官及同僚，对军中诸多政策措施也心生不满。对部属管教严格，做事要求立竿见影，对冥顽不灵的部属也必除之而后快。以至于一肚子不合时宜，最后只有选择退伍，含泪带怨离开军中。

退伍后习性不改，在情绪陷入最低潮时癌魔乘虚而入。艰苦抗癌稍有起色，搬到山中静养，照样难改习性，又与少数颟顸无能、假公济私的地方官员和土豪劣绅及恶邻结怨恶斗。山居岁月有好山好水却无好心情。虽然在山上有爱妻及施老师与诸多友人及好邻居相挺及劝导，旧有的不良习性反应能暂时压抑与消融，但不久后再受到新的刺激，潜伏内心深处的贪爱及瞋恨心，又不断浮现，新的烦恼与痛苦又随之而来。

内观禅修时这股突如其来的正面能量，让我心中豁然开朗，郁闷心情剪不断理还乱的心结，由点而线，由线而面，由局部到全面，完全解开。原来困扰我这一生，让我产生痛苦无明的根源，就是隐藏内心深处，我执的贪爱及瞋恨心理。

自第七天一直到第十天后的结束，源源不断悟出更多道理。就像打开电灯开关让处处光明一样。不可思议的感受让我直觉地肯定，这就是所谓的悟道解脱。悟道后的法喜及感恩的泪水不断涌出。

感谢佛陀传授这么美好的法门；感谢葛印卡老师将濒临失传的方法发扬光大；感谢助理老师及法工们的服务；感谢施老师用心良苦千方百计“逼”我参加；感谢爱妻排除困难坚持要我先参加；感谢……。否则我这一生就算有点成就，但在心灵上仍是个浑浑噩噩，到人间白走一趟的人。

法雨恩泽如沐春风，当下悟道真情告白

1. 天宠或天谴？——老天还是最疼爱我的！

罹癌后曾怨天尤人，怨恨老天为何选上我而不是别人，在幸运走过一关又一关的鬼门关，奇迹般完全康复，内观悟道后我感到老天是最疼爱我的。其实老天厚爱我，不只罹癌后的频频出现奇迹，早在成长过程中，多次面临生死关头都能幸运逃过一劫。

最惊心动魄的是在军校三年级的暑训，到屏东大武营接受跳伞训练。有一次从机门跳出后主伞未开，拉开救命用的副伞，也因引导小伞弹出后碰到主伞绳，未能完整地引出副伞，让副伞在空中将我团团包裹住。惊恐之余用手乱拨，当拨出一个小缝后看到空中主伞成一条龙，人正以重力加速度向地面坠落，心想：吾命休矣！在一声摔落地面的巨响后，我躺在一摊烂泥上，人很清醒，身体并没有疼痛感觉，翻动躯体活动四

肢，似乎没有受到伤害，顺利站起后，前几个批次完成跳伞正在司令台上观看的同学向我报以迎接英雄式欢声雷动的掌声。

主、副伞都不开已是少见，出机门一条龙，重力加速度坠落地面不死也重残，我竟然没有受到一点伤害，真是奇迹中的奇迹。

几度九死一生，不可思议地一再出现奇迹，不得不令我相信冥冥中有老天在保佑我。

2. 幸或不幸？——罹癌也是一种幸福！

离开军中时自负才四十多岁还年富力壮，绝对有机会再开辟事业第二春。然而自以为是、死不回头的顽固个性，不知好好沉淀反省、韬光养晦，以致铸成尔后的临头大难，命运多舛。

当梦寐以求顺利当上一所私立高中体育老师，以为从此就可圆了年轻时所追求的理想志业。可是一年的老师梦却成了噩梦，终究是久处军中与社会脱节太久，无法适应大环境的改变。

接着又急着连续找了很多工作，在个性、心态未改下，当然是一个不如一个，干一行怨一行，情绪陷入空前低潮，健康状况不断亮起红灯出现警讯时，还自恃身体健壮如牛，偶有小恙不足为惧。最后一病不起，送到医院急诊室诊断为“急性骨髓性白血病”。一次又一次发出的病危通知像是催命符，让全家从此长期陷入愁云惨雾中，而我更受尽超高剂量化疗副作用及死神步步逼近的身心痛苦煎熬。

主治医师治疗约一年半后遇到瓶颈，表明已尽心尽力，又因无新药可治，正当束手无策之际，幸得贵人相助及时提供生机饮食的调养，从而提高了我的免疫功能，幸运获得缓解。经医师长期观察，深受我超强抗癌意志所感动，在我已超过最佳髓植年龄十多岁的情况下仍对我深具信心，并且能有效掌控稍纵即逝的最佳时机，进行骨髓移植。最后不仅战胜癌魔，并成为长庚医院当时年纪最高、最成功、最骄傲的抗癌斗士。

想起之前台湾首富郭台铭的弟弟郭台成与我同样不幸罹患血癌，郭台铭以其富可敌国的财力，先是以几十亿，最后以几百亿台币改善大陆治疗血癌病患的最先进医技及设施，并购置专机飞行两岸以利探视，仍然救不回其同胞骨肉，令人惋惜。事后郭台铭更捐出上百亿台币，协助台大医院做癌症医学研究。

想起我罹患的血癌，五年成活率只有五分之一。而能撑过五年的大多也只是受到化学药剂的抑制而苟延残喘，唯一治愈的方法只有借由骨髓移植釜底抽薪。而髓植最有效配对成功的是骨肉同胞，就算有兄弟姊妹，也只有四分之一概率，靠非亲属捐髓只有几十万分之一的概率。就算配对成功，髓植成功率也只有二分之一。而有幸存活下来，经过长期化疗及排斥作用，身体器官不受伤害者，那更是寥寥无几了。我何其有幸，髓植后仍然是生龙活虎一条，成为抗癌的典范。

内观禅修让我又悟出罹癌也是一种幸福。我这种说法，也许读者会以为我脑袋有问题，怎会得了人人谈癌色变、避之唯恐不及的绝症还幸灾乐祸，危言耸听。先前曾看过吕应钟教授罹患“恶性鼻腔淋巴癌”，在抗癌成功后写《癌症是一份伟大的礼物》一书，以及得三期直肠癌的许达夫医师所著《感谢老天，我得了癌症》，当时还认为书名太耸动而难以接受，现在才体会他们悟道的法喜与智慧。

3. 得或失？——未升将军也是一种幸运！

在部队曾受长官羞辱并耻笑我学体育出身不学无术，自尊心受到严重伤害，愤而下部队历练并苦读进修，最后以优异的学经历，顺利干到升任将军的待机职务。因管教作风不见容于上级，愤而含怨带泪离开军中。这股怨恨之气又成为我退伍后不久罹患血癌的帮凶。事隔多年，对军旅生涯有机会升到将军时，被迫无奈自请提前退伍，仍耿耿于怀，对作威作福或无所作为的长官更恨之入骨。

第七天后的内观禅修，经由体验自己身内实相，并经老师开示，突然灵光一闪，在内心深处升起一个善念，我是多么幸运的人，在军中虽然没有升到将军，但老天爷却给了我丰富的人生阅历，让我进入中老年后仍然持续增长智慧，葆有赤子之心，不但成为身、心、灵全方位抗癌成功的典范，更有打造现代桃花源成为生机花园的经典之作。

就算我在军中能升到将军，也许这个头衔会短暂让我有光宗耀祖、扬眉吐气的虚荣心，但我会不会被体制收编，会不会像曾经被我咒骂过的长官一样，是个因循苟且的昏官？在达到追求的目标，站上事业的高峰后，是否会耽于安逸无所作为？甚至于会不会因享有权力作威作福，而迷失心智腐化恶化？

明朝诗人杨慎的《临江仙》写得好，我到今天才彻底体会他的意境。让我真正成为山居岁月中的仙人。

滚滚长江东逝水，浪花淘尽英雄。

是非成败转头空。

青山依旧在，几度夕阳红。

白发渔樵江渚上，惯看秋月春风。

一壶浊酒喜相逢。

古今多少事，都付笑谈中。

曾经伤害过我的长官，此时我不但不再有任何记恨，反而衷心感谢他们。因为有他们适时的当头棒喝，才能让我有机会反省检讨，激发潜能成就今天的我。

4. 出家或在家？——当十天和尚受惠无穷！

过去对出家人总有一些误会，认为大部分出家人都是因为无法适应或不满意现实环境，或因家庭、事业、感情等遭遇挫折想逃离尘世才会遁入空门，与青灯古佛为伴。出家修行只是弥补心灵创伤而已。

两千五百多年前佛陀由皇宫走出来，在菩提树下苦修悟道，并带领弟子在丛林修行正法；而现代所谓高僧大德却带着弟子进入比皇宫还奢华的殿堂，接受信徒长期供养及顶礼膜拜，修行成为一种荣耀与享受，实在不知道他们修的是哪门子的行，也加深了我对修行的误解。

其实所谓修行，我以为照字面来解释，“修正自己的行为”才是最言简意赅、最传神的。

当今宗教的“修行”常被冠上神秘的色彩，五花八门故弄玄虚的修行法门，让人头晕目眩，难窥究竟。

其实出家人已遁入空门，除非他们尘缘未了或另有所图，修行对他们来说只要稍具慧根放下自我，依佛陀的法门，肯下苦功修行，人人均可修成正果，哪会有今日的宗教乱象。

能暂时远离尘世的诸多压力及烦恼，在禅修中心“修行”真是难能可贵。当了十天不穿袈裟、不受剃度，接受短暂奉养及法工服务的出家人，能在平心静气中在老师的开示下修行正法，让我达到真正修正自己行为的功效，并得到意想不到的好处与利益。

在内观禅修中心诚心接受佛陀的方法，才是正确而没有任何神秘色彩的正法。

5. 渐修或顿悟？——能开智慧就是好法门！

我年轻时曾醉心研读禅宗书籍，对六祖惠能无师自通的顿悟更是心仪。而天生懒散、意志不坚的我，更不会浪费时日去长期地苦修。顿悟法门成为能够便宜行事的借口，但是这一辈子也没顿悟出什么道理，反而让很多简单易懂的道理陷于愚昧不明，自食恶果。

其实中国禅宗史上也唯有惠能这位原本不识一字的“樵夫”，天生就能悟出道理。禅宗虽留下很多受当头棒喝而能开悟的公案，但他们多是经过长年苦修才被激发潜能而顿然觉悟。

儒家经典《礼经·中庸》中早有记载：或生而知之，或学而知之，或困而知之，及其知之，一也。“生而知之”就近似顿悟，“学而知之”“困而知之”也就像是渐修，“及其知之，一也”就是由顿悟或渐修得到真智慧，原本就是殊途同归的道理。因此除非天纵英才，否则一般凡人无论求学问及修行均应循序渐进。

此次内观禅修历经十日苦修及老师开示才有因缘悟出一

点粗浅道理，在为人处世上有点收获，但我深知要不断持续地修行正法，才能好好葆有并不断精进。因此顿悟与渐修孰有道理，孰为正法，应以人的慧根来定。但无论如何，能开智慧就是好法门。

6. 天堂或地狱？——贪爱造就天堂；瞋恨成就地狱！

我没有任何宗教信仰，对生死及神鬼看法，一向秉承儒家正统观念："不知生焉知死"；"不知人焉知鬼"。

山居后成为施老师探究灵异之旅实验的小白鼠，诸多不可思议的灵异现象，让我逐渐相信有生死轮回与鬼神存在。灵异之旅让我肯定"善有善报，恶有恶报"。也相信"若问前世因，今生受者是；若问来世果，今生做者是"。

我也相信有天堂与地狱，但我绝对不会相信凡间甚至经书上所描述的天堂与地狱。经书的天堂就是所谓极乐世界，只有快乐，永远脱离轮回痛苦，寿命无限量，遍地都是黄金宝石及稀世珍宝，有慧鸟行树宣扬妙道美音，衣食丰足，身是莲花脱尽了臭皮囊。极乐世界没有一个不是修行的，多具大菩萨资格，都是可以交往的好朋友。这样便宜的好事，在别的世界上是万难寻得到的。

好一个西方极乐世界，那根本就是基于人性的贪婪欲望所造就的，说什么遍地黄金及稀世珍宝，果真如此，黄金珠宝就形同粪土，需知物以稀为贵。至于天堂的行树妙鸟，人间有的是鸟语花香、山峦叠翠、气象万千的美景，何需到天堂欣赏？至于只有快乐没有痛苦，寿命无限量，佛都说了无常，万事万物都得遵循"成住坏空"铁律，难道极乐世界就有常吗？身体即是莲花化生脱尽臭皮囊，还要什么丰衣足食？都是大菩萨资格天生善种，恶缘不生、邪念不起还要修什么行。我非诋毁经书，但毕竟经书是人写的，它教化不了我。我相信天堂就在人间，端赖你如何去营造，如何用心去观察。

一首佛偈说得好：“春有百花秋有月；夏有凉风冬有雪；若无闲事挂心头，便是人间好时节。”其中的“无闲事”指的就是远离贪、瞋、痴、慢、疑。“人生不如意十常八九，总在坚忍耐烦、劳怨不避，才能期于有成。”人到世间是来学习的，如何营造一个美好人生，让生命更有意义，将人间用心营造成为天堂。如果不是发自内心真正的慈悲心、忏悔心，并发大愿、行大善来累积功德，只想便宜行事，以为花钱做功德找救赎、念经赎罪、信主永生，等等，死后就能上天堂，无异缘木求鱼。

很少接触经文的我，曾参加一次完整的超度法会。看着经文并随师父唱颂，越觉经文内容荒诞不经，加上冗长唱颂及跪拜仪轨，因而心生烦躁，心想：能为亡故亲友超渡，将深仁博爱通黄泉也是美事一桩而忍耐下来，但对经文描述地狱阴森景象，什么无间地狱上刀山、下油锅、抱火柱、吞火球……数不尽无所不用其极、惨不忍睹的酷刑，除了震慑人心、心生恐惧外，我不知有何教化功能。简直就是顺我则生、逆我则亡，如此神佛的瞋恨心，比之凡人有过之而无不及。

我佛慈悲为怀，乘愿而来，更是为教化超渡亡魂而来，希望来世为人改邪归正，不再作恶多端。以牙还牙、以恶惩恶的报复行为，人世间尚且难容，何况是标榜神明度化的超荐法会。否则，无间地狱将鬼满为患，永世不得超生。如此，“地狱不空，誓不成佛”的宏愿就成为空谈妄想。

内观禅修课程结束后，观看内观禅修的录像带播放——葛印卡老师在号称全世界最大、人犯最多、最黑暗，有如人间地狱的印度监狱，亲自面对解除手镣脚铐的众多死（重）刑犯进行内观禅修课程后，看到一个个原本仇恨敌视、暴戾凶残、毫无人性的扭曲面庞在获得开悟后的法喜，真心发愿忏悔、改过，何止是感动莫名，热泪盈眶。葛印卡老师在他们心目中才是真正度化他们的活菩萨。

人可以发弘愿，以慈悲心在号称人间地狱的印度监狱成功度化罪犯，神佛菩萨何需以瞋恨心，借无间地狱滥施酷刑惩恶报复。看来人的慈悲心比之神佛要高明而慈悲多了。

7. 石头老伴示相——感情再造与升华！

庭院造景及山坡地水土保持，最好的工法是不破坏生态环境，能就地取材的资材最实用。因此野溪各种类型石头成为最好的材料。只要造景需要，以人力搬得动的都会搬回造景。有一天我发现拣回的两个石头，从各个角度远观近看，均像极了阿公、阿嬷的人头。于是再找到两座像身体盘坐的石头，把像阿公、阿嬷的石头放置在座石上，分别放在一棵嫁接过的茶花左右两侧，每次凝视时均会发出会心一笑，还不时介绍给好友欣赏。

两三年过后，总觉得这两尊阿公、阿嬷石摆放的姿态与位置有问题，阿公高傲仰头目空一切，阿嬷低头沉思愁容满面。周边几棵肖楠、榔榆、桂花、李花已由小树长成大树，让它们所处位置变得阴暗，加上茶花横阻分隔，两人像是没有交集。

内观禅修报到前，正好邻居好友想学茶花嫁接技术，我疏伐了很多茶花，包括这棵分隔阿公、阿嬷的茶花也慷慨送给他。重新放好位置，让他们相互依偎，阿公斜靠阿嬷肩膀，含情脉脉再也没有那股霸气，阿嬷心满意足重现欢颜，两人似乎历经沧桑后有谈不完的前尘往事，并浸润在往日的浓情蜜语中。

其实这两年来，石头老伴因摆放不当，呈现的就是我们夫妻感情变化的最佳写照。由于先前不断累积的怨气所带来的负面情绪，以及山居岁月有永远做不完的工作，不断地拖延及累积的工作等着逐一去完成，但毕竟已逾花甲之年，体力渐感不支，在工作压力增加下，自然情绪紧绷，爱妻的好意规劝被我当成是唠唠叨叨、喋喋不休。脾气烦躁时，我更是情绪失控地口出恶言加以反击，当然爱妻也跟我一样会情绪失控。恶性循环的结果，两人交谈语带讽刺、话不投机，更常为一些鸡毛蒜皮小事情伤了和气，长期陷入冷战。

夫妻失和原本是家务事，不足为外人道，交往密切的施老师见微知著，以其敏锐的观察力，洞悉我们夫妻出现状况，常借故支开我到她家当面开导，或乘爱妻不在时电话中开示。说来惭愧，夫妻勃谿还有劳外人调解与操心。

想起邻居一对怨偶，先生固执，太太唠叨。他们都天真地以为搬到山上各有所好、各行其是就会改善。从买地、整地、植栽、造景到建屋进住，前后三年，几乎是一天一小吵，三天一大吵，让我们耳根难得清静。我常为了当和事佬被搞得人仰马翻，甚至三更半夜被叫去调解纠纷，直到先生因病郁郁而终，太太再也不敢独居山中而卖地走人，结束一场闹剧与山居噩梦。殷鉴不远但并未带给我警示作用。

这次的内观，让我有机会悟出内心深处的真智慧，以爱心及慈悲心不但原谅甚至感谢曾伤害过我的人，也请求曾经被我伤害过的人能原谅我的过错，更对爱妻生起了忏悔心。当内观结束爱妻开车来台中接我，在回程的两个多小时里，除了报告内观心得外，我郑重向爱妻道歉，请求原谅，爱妻更以感激之心、泪眼模糊来回敬。

回到家看到大部分密植的花草树木，在爱妻请工人疏伐后顿觉明亮开朗，而石头老夫妻更重新展现欢颜。我见石像多妩媚，石像见我应如是。相信我们夫妻的感情，能像两尊石头老伴一样，海枯“石烂”，至死不渝。

8. 倒地铃的种子——一颗洁白无瑕的心！

课程接近尾声的休息时间，在园区散步运动，不经意看到围墙上攀缘一棵名为倒地铃的藤茎植物，结满已成熟像灯笼般鼓胀的小气球果子，突然体会到老天爷要我看到它的用意，于是采了几个果实，把有棱角的果皮剥开，看到一粒与绿豆大小相同的种子。它特别的地方在于，黑色种子中呈现一颗洁白无瑕的心形图案。对植物有兴趣的我，早有同好告之这个大自然的奥妙。

其实更奥妙、更神奇的是，倒地铃在植物学的分类上属“无患子科”，与高大乔木的无患子、龙眼、台湾栾树等同属的无患子科植物有天壤之别。来自一个共同祖先有着相同的遗传因子，经过亿万年的演化，无患子树可以长成参天巨木，成活上百年，反观倒地铃则成为必须攀缘依附才能成长的一年生蔓性草本。除了惊讶造物者的神奇外，也更体会出世间万物无常的道理。

无患子树受到人们的“歌功颂德”，而倒地铃必须攀缘依附，如不幸长在恶地，则靠匍匐地面艰苦生长，不时遭受人畜的践踏，受尽摧残。但它却能不卑不亢，在困顿的环境中挣扎成长，并在赖以生存、繁衍绵延、微小圆融的黑色种子上印记一颗洁白无瑕的心，世世代代受到人们的赞颂。

内观禅修带给我太多启示，我知道上天是有意要我从这里带走一颗洁白无瑕、纯正善良的心。

第十一章

礼赞与感恩

仁心仁术的医疗团队

罹癌后的前四年化疗、髓植住院及回诊时间加起来，几乎有两年是“以院为家”。因为自己全力配合，加上医师的仁心仁术及护理人员的爱心耐心、关怀与鼓励，让我感受到进医院就像回自己家一样，医病关系至为融洽。有关他（她）们的仁心仁术在本书第五章已详尽叙述。

想起以往那些引起社会各界及民众大加挞伐的诸多重大医疗纠纷，除了叹息外，只有庆幸自己遇到最好的医疗团队。而我也有幸成为长庚医院最成功的抗癌斗士之一。

每隔两年一次的骨髓移植联谊会，要我发表意见时，我都会诚挚地向医疗团队行礼致谢，感激他（她）们的再造之恩。

全面健保的德政

自从实施全面健康保险，民众看病住院均享有健保给付的福利，我很幸运罹癌的前两年，全面健保已开始实施，我自己曾概估过，罹癌以来我这个领有重大伤病卡的医疗费用，在健保给付额部分绝对超过七八百万元以上。这么庞大的受惠额，如果没有健保政策，就算变卖所有家产，也不可能筹措出来。罹患像我这种癌症，本身没有自备新台币壹仟万元以上，是不可能治愈的。

全面健保政策，实施二十多年以来，虽然有诸多缺失为人诟病，但像我这样的病人及家属不知有多少。如果没有健保给付，那些中低收入的家庭，如有不幸重大伤病的亲友，绝对会遭遇倾家荡产甚至家破人亡的悲剧，更会形成严重的社会问题。衷心盼望此一措施永续实施。

捐血救人的无名英雄

罹癌之后前四年的十二次化学治疗期间，每次的血球下降是化疗的诸多危险及副作用之一，白血球、红血球、血小板在药剂注射后，急速下降，到七至十四天左右降至谷底。上述血球的下降，除了白血球是靠注射生长激素，促其快速生长外，血浆及血小板均要靠血库中心提供。

自己曾粗估，化疗期间总共输了一百多袋血浆及血小板。如果没有爱心捐血人，我早已命丧黄泉。在捐血救人的网站上看到罹患地中海贫血，靠捐赠者血液存活的小朋友致众多捐血人的感恩词："谢谢您！我不认识您，但我非常感谢您。"这，最能表达我感恩的心声。

山高水长、昊天罔极的伟大母亲

母亲之所以伟大，是因为在战乱时流离失所、孤苦无依的环境中"颠沛必于是，造次必于是"，历尽艰辛把我们四兄弟抚养长大，而且都让我们完成高等教育。

兄弟四人只有我的刚毅坚忍个性最像母亲，其实何止是像，简直是一个模子造出来。母亲从年轻时就牙病、胃病不断，中老年后又患有低血压、糖尿病、白内障以及梅尼尔兹内耳失衡病症，以致经常头晕眼花，双腿无力。但她却从不叫苦，也不愿求人，尤其在八十岁高龄后行动更为不便，必须以轮椅代步时，我们建议请外劳照顾，她也坚持不肯，硬撑了十年。一直到九十岁仙逝前，室内行动、更衣、沐浴、如厕，母亲都是靠自己，从不要求并拒绝子媳孙子女照顾。

遗传自母亲这种刚毅坚忍的个性，让我在抗癌时具有“关关难过，关关过”的勇气与超人毅力。无怪乎在长庚医院骨髓移植联谊会中，我在做抗癌心路历程专题报告后，主治医师郭明宗先生总结时所说：“因为陈先生具有刚毅坚忍的性格，才能抗癌成功，这是一般癌症病人少有的。”

母亲的伟大对我而言更是有别人没有，而让我得以延续生命的两大恩典。

其一，母亲是在战争年代做护理工作，帮助怀孕女眷属接生。爱妻的生父与父亲同为战友阵亡，爱妻是遗腹女，母亲帮助接生后认作干女儿，后来我们有缘结为连理并成为不弃不离、相濡以沫、同甘共苦的恩爱夫妻。

其二，也是遗腹子，而且是由母亲亲手替自己接生的健康宝宝——四弟，之后成为我骨髓移植捐髓的救命恩人。

谨以此书献给这一生受尽苦难，留给子女无以回报恩典的伟大母亲。

不弃不离、相濡以沫的爱妻与独立懂事的子女孝心

当我罹患血癌后，爱妻为了全心全力照顾我而辞掉工作，陪同我一起住院。她跟儿女表明无暇兼顾，希望他（她）们能谅解并学习独立自主。还好，儿女们日后不仅没让做父母的失望，而且表现出乎意料得好。

罹癌病人住院治疗很痛苦，照顾病人的家属更是辛苦。爱妻除了要操持家务外，还要陪同住院，在四年的治疗期间几乎有一年半是陪伴我，晚上睡在以折叠椅摆平在病床边，连翻身都感困难的狭窄空间。而且随时都要关心照顾在病床上生理及心理均极不稳定的我，并与我同样要承受死亡的恐惧。就算我可以了无挂碍一走了之，但照顾我的爱妻则要面临痛失至亲的悲恸直到终老。

爱妻在我骨髓移植期间更是辛苦，不仅要先期接受移植后重返家园的居家护理训练，以及病人饮食调配的讲习与居家环境的全面清理消毒，且每日两次进入移植室的无菌病房，更要全身消毒穿上防护衣才能探望。在我接近移植完成可以进食时，为了调制绝对卫生营养可口的食物，爱妻必须费尽心思，并花三个小时开车往返家中与医院，越接近髓植完成越是心惊胆战，深恐有任何差错而影响预后。

髓植后爱妻又担心一波波的排斥现象。在“活过今天，不知有没有明天”的恐惧中，也大胆接受把仅有的老本投入山

居。事后想来还常为之前的大胆决定捏一把冷汗——万一我走了，她如何处理善后。山居中，也亏她洗尽铅华放下一切，胼手胝足，共同打造理想的桃花源。

感谢老天赐给我美满姻缘，在我长期住院治疗期间，在我面前从未见到她有一丝倦容及怨言，反而比我更为坚强勇敢。更感谢老天赐我们夫妻乖巧懂事的儿女，不仅在假日替代辛劳的妈妈到医院来照顾我，甚至在山上做田园疗愈，有些部分也是靠儿女来度化。我对儿女始终存有亏欠，在外岛前后十年的服役期间，几个月回不了家，每次轮调回台湾，部队也几乎多在中南部，好几个星期才回家一次也是常有的事。儿女在未成年的成长过程中，我缺了席，没善尽做父亲的职责，反让儿女从生病起一直照顾我到现在。

慷慨捐髓的情深手足

主治医师原本认为我年龄过大，在当时尚未做过四十五岁以上病患的骨髓移植。经四年的长期观察考验，他认为我天赋异禀，有强健的身体、超人的毅力，经多方考虑、重新评估后觉得可以一试，先询问是否有兄弟，兄弟是否愿意捐赠骨髓。

当我们夫妻向四弟及弟媳求助时，他俩毫无考虑就慷慨答应。在外人看来，同胞骨肉血浓于水，义不容辞本是天经地义的事，其实不然。我遇到太多的血癌病例，就算是至亲骨肉，在此生死交关之际，见死不救、避不见面的大有人在。

"救人一命，胜造七级浮屠"，何况是对至亲骨肉。但有些人不仅没这个善念，反而迷信"个人业力个人担"，即使救活同胞骨肉，自己也将招至厄运成为替死鬼的观念。什么时代了还有这种迷信观念，想来真为四弟及弟媳的明智慷慨之举而救了我一命，由衷地感谢。更感谢他俩在我山居期间需钱孔急时，多次借钱周转，让我顺利完成心愿。

全程解囊相助的知心亲友

内弟在我罹癌的十多年前，正值英年事业有成时，不幸罹患慢性骨髓性白血病。当时的医疗技术仅能使用药物暂时缓解病痛，根本无法治愈，医生也很肯定地说，最多只有五年的存活期。

目前可以根治的疗法，是以高剂量化学治疗合并骨髓移植。但在当时，医学最发达的美国也只是在试验阶段。先后十多年，内弟与我相继罹癌，但我比内弟幸运多了，原本不可能治愈的绝症，已有治愈的可能，可见医学进步的神速。

就如同医生的预估，内弟在病后的第五年，在非常痛苦的挣扎中先走一步，留下年老的岳父及无依无靠的弟媳与年幼子女。弟媳不得不重回职场辛苦工作，赚钱养家。

我决心到山上继续抗癌，需要可观的资金，常因周转不灵或兴建房屋急需用钱，只要开口，弟媳总是慷慨解囊。内弟走后，我们夫妻没照顾好岳父，更没关照过弟媳及其子女，反让弟媳全程帮助我们解决困境，除了让我们铭感五内外，也让我们深感愧疚。在“活过今天，不知道有没有明天”的窘境中，她们似乎比我更有信心，相信我一定会康复。我抗癌一路走来有这么多知心亲友帮助，真是感激不尽，不知是几辈子修来的好福气。

提携鼓励的同学长官、危机变转机的母校魏教授伉俪

在我童年到青年的成长背景中充满着悲伤、忧郁、迷惘，因此累积层层的负面情绪。幸有李姓同学长官，在我面临这一生最重要抉择，就是军校毕业服役将届满十年，要不要退伍、前程茫茫、不知何去何从时，提携举荐、指导鼓励我。这位同学长官，是全期毕业同学在军中学经历最完整、表现最突出的，有他在前面引导成为我学习的榜样，使我能逐渐步入中高层，开展视野。人生由前期的黑白走向彩色，不断累积的正面能量，成为尔后抗癌的无形资产。

在抗癌遇到瓶颈、不知所措时，幸有母校的魏教授贤伉俪适时建议我以生机疗法强化自体免疫功能。有他们的建议，在获得有效的病情缓解后，才会有饮食习惯的彻底改变，接着才会有自我检视探究病因，决定将生活习惯、居住环境，甚至个性、观念做改变，奠定尔后山居以身、心、灵全方位抗癌疗愈的契机。

改变个性、打造心田的贵人——施寄青老师

买这块山林地时听中介说，施寄青老师也来这山区找地。大约四五个月后，我们夫妻正在整理庭院时，施老师突然出现在眼前，来访目的只是想知道，是谁买了这块原本她也中意的山林地。不久后又听中介说，她也买了山区另一块山林地，因缘际会，在两年后成为最好的筑梦邻居。

施老师虽是名人名嘴，但说实话，我对她只有粗浅的认识，知道她是名校高中的国文老师，是妇运领袖之一，也曾是首位参选台湾地区领导人的女性，在电视上伶牙俐齿、咄咄逼人、观念前卫、惊世骇俗，令卫道人士不敢恭维。

当施老师准备教职退休后在此终老，所以在买地接近满两年时，不断请建筑师、建商、整地工程人员到山上会勘，接着在动土鸠工营建房屋时，就常与我们夫妻有良好互动。而我在此时也因为有了两年的种树造园经验，承蒙她的肯定而请我协助打造庭园。此后对施老师才有进一步的认识，尤其在施老师教职退休进住山居后，交往更为密切。

我们自称是“象山三老妖”，有如老顽童般全省走透透，甚至多次组团到大陆各地及日本旅游。施老师在山居曾遭极少数恶邻污蔑，甚至受到原地主蓄意恶整，我们夫妻也挺身而出与其周旋到底，我们和施老师之间就如同家人一般。施老师长我一岁，自然也就把我们夫妻当弟妹一样照顾。

这时候我才开始拜读她的大作，并多次聆听她受各界邀

请的演讲。至此我真正了解到她满腹经纶、学贯中西、出口成章、辩才无碍，真是一位了不起的女权运动先驱。她的独到见解常能一针见血、切中时弊，是当今难得一见的才女。

罹患癌症后为了要活命，除了在医院做正统的疗法外，无论在生活习惯、饮食习惯、居住环境上我都做了重大调整，甚至有一百八十度的转变，目的就是想把过去可能的致癌因子除去。唯独执着的个性、火爆的脾气及嫉恶如仇的心理始终难以消除。我明知这些用之足以偾事，而且也都是罹癌的帮凶，但要想改变成放下一切、心平气和、了无挂碍，谈何容易。正如王阳明先生所说："破山中贼易，破心中贼难。"所幸山居岁月中，在施老师言行不断影响下，几年前我们夫妻又陪同她做探究心灵之旅，让我在个性及思想观念上做了重大的改变。

最近几年施老师又不断指导与鼓励，要我将抗癌心路历程结合山中传奇写成专书。一个接近老朽之年的大老粗，居然还能发挥潜能让"秃笔生花"。文章不好，贻笑大方，但多少能提供癌病友参考，也就值得安慰了。

我常向施老师戏称："我帮助施老师打造田园，施老师却是在帮我改造心田。"施老师以会心的一笑称是。

亦师亦友的亦安学长

山居数年后因缘际会认识在军校高我五期的亦安学长，与其深谈后才知道，我在军中为了充实本职学能，所必须研读了解的社论、时事论谈、军情分析、政治指示、精神讲话，甚至长官重要演讲的手稿，均出自他本人或其参与的文宣小组。

随着军中职位的步步高升，研读文件越多，越觉得撰写文件的作者才学横溢，博览群书见多识广，总以为他是个饱经风霜的老学究。身处野战单位的我，始终无法与处在高司单位的他结缘。等自己有机会到高司单位历练，他已离开军中。山居后有幸与他结识，才知道心仪已久的他，在当时只是年纪不到三十岁的尉级军官。

亦安学长离开军中后，曾因撰写一篇见解独到的文章，被当时层峰延揽入智库。但多年后他也因此看尽官场现形，最后为争取基层员工福利而与高层结怨，愤而结束官场生涯。开放农地买卖后，他也到南庄买地盖屋定居。结识学长后，学识渊博的他，自然成为我请益的对象与开导的老师。

他曾在军中人事部门担任高司幕僚，看透了层层的黑箱作业与卑劣小人的行径。他说："我为人耿介，在军中那种环境，一，不会巴结讨好长官，二，不会跟主流的小圈圈阿谀奉承，吃喝玩乐打成一片。这种刚毅内敛、暧暧内含光的性格，除非相处久了，有幸遇到知人善任的长官，否则不可能会有长官赏识与提拔。虽拥有完整的学经历，但没有好的人脉，晋升之路虽有制度，但制度是人订的，也可以因人而废。"

亦安学长一针见血地剖析，并开导我"诚心做人、实在做事，名与利到头来都是虚空的，葆有赤子之心、不忮不求、活得心安理得"才是正道。他看到太多不学无术、卑劣无耻的高官，台上风光，下场凄凉。

这一生辱我、谩我、毁我的逆境菩萨

这一生中遭受不少辱我、谩我、毁我的长官，朋友，恶邻，在当时对这些人恨之入骨，必除之而后快。山居后不断地沉潜反省，特别是在参加内观禅修后，悟出这些困顿与挫折不就是“苦其心志，劳其筋骨，饿其体肤，空乏其身，行拂乱其所为”，要我动心忍性，激发心志潜能，让负面情绪转化成正面能量，化危机为转机，让逆境变成顺境，最终因而能全方位抗癌成功。

处逆境时有贵人相助，会让人感恩戴德；如果这时有人落井下石，必定恨之入骨。这是当然的。但如果学会反向思考，这都是老天爷借由他们之手来磨练我，激发潜能增长智慧。把他们看成逆境菩萨，心中就不再有恨。

老实说，对这一生中辱我、谩我、毁我的人虽然恨已消融，但毕竟我不是圣人，对于他们还是敬而远之。但我还是会在心里常默念：“对不起！原谅我！谢谢你！我爱你！”这是看了施老师送我《零极限》这本书所学会常说的“四句箴言”。

撰写“礼赞与感恩”这个章节时，正好这段时间电视台回放日剧《阿信》这部经典好戏。由陈乐融先生作词、陈志远先生作曲的主题曲“感恩的心”，字字句句唱到我的内心深处，心中的悸动实非笔墨所能形容。

我来自偶然　像一颗尘土　有谁看出我的脆弱

我来自何方　我情归何处　谁在下一刻呼唤我

天地虽宽　这条路却难走　我看遍这人间坎坷辛苦

我还有多少爱　我还有多少泪　要苍天知道　我不认输

感恩的心　感谢有你　伴我一生　让我有勇气做我自己

感恩的心　感谢命运　花开花落　我一样会珍惜

后　记

缘起缘灭　随缘随喜
成果虽美　过程最好

这本书付梓时我已卖了山居房地，搬回都会区，让邻居朋友们感到非常错愕与惋惜。错愕的是，在山上住得好好的，怎会突然决定卖地走人。惋惜的是，花了十五六年心血辛苦打造的人间仙境，怎会舍得放弃。

因癌病上山抗癌，也因身、心、灵全方位疗愈而下山。缘起缘灭，随缘随喜，“成、住、坏、空”，万事无常，本是常态，何必执着。

决定下山最主要原因是，年近古稀体能状况大不如前，一个人老后不能再逞强，是该示弱的时候了。特别是爱妻因年轻时的运动伤害，导致这几年旧病复发全身酸痛，在山上无法从事一般例行工作，连健行爬山的上下山坡都很吃力。最严重的是左眼因黄斑部病变，所看到的景物均变形扭曲，导致视力不平衡常会误判而发生危险，已不适开车外出，甚至连走路不小心都会摔倒受伤，虽已开刀治疗，但黄斑部病变是不可逆的，能不恶化已是万幸。原本山居就会带来诸多生活上的不便，随着年龄的增长，会更加严重，思之再三只好下山，搬回都会区。

打造山居现代桃花源十五六年，别人惊叹钦羡的是眼前的美景与难以置信的成果；而我看重的是，在经年累月一点一滴的付出中使身体康复，以及不断地沉潜反省所得到启示与增长的智慧，这才是最弥足珍贵的。

过去很多朋友特别是癌重病友，在得知我在山上抗病养生的成功经验，想到山上参观了解，我都乐于接受。如今已无法应允，希望借这本书完整的抗癌经验、山居“身、心、灵”全方位抗癌的心得以及毫无保留的翔实报告，提供并满足癌重病友，相信能弥补他们无法上山实地了解请教的遗憾。

跋

抗癌、修道、证菩提

—— 一位苦行者走过的身、心、灵之路

卜居乡间多年，几乎与外界隔绝。突然有一天电话铃响，传来一个陌生的声音，他说，他是陈正武，我的邻居。因为到台北参加亲人孩子的喜宴，同桌一位宾客，听说他来自南庄，问他认不认识我。当然答案是否定的。但认识我的这位先生以为南庄很小，要找一个人并不难，就托他回南庄时，查访并代为表达问候之意。他回到南庄就到电信局找到了我的电话，而联络到我并转达了朋友对我的关怀。

从都会移居乡间的人，多数都有一种矛盾的心理，既期望有人关心，又害怕被人打扰。而我就是这种典型的自私又逃避的人。在电话里，陈先生和我谈得非常投机，并且告诉我在乡间生活的点滴，好像给了我一些启示，也想出去柴扉，看一看草舍之外，其他移居乡间者的概况，于是相约互访。

次日，正武先生与夫人亚菊女士，光临草舍，使我甚为惊异。正武先生魁伟英挺，亚菊女士娇小妩媚，确实是一对璧人。只是岁月使人资深，但也难掩其曾经有过的光彩，令人不胜有“遥想公瑾当年”的唏嘘。从言谈中可以了解正武沉稳干练，刚毅而不木讷，凡事亲力亲为，不畏劳苦艰巨的特质。而亚菊女士，则是热情活泼，乐于助人，细心体贴的个性。

不久，我与老妻前往远在十里之外的“无患居”回拜，一时为之惊艳，令人赞叹不已。占地一千二百余坪的“无患居”，简直就是一座小型森林生态公园。林木苍郁，花木扶疏，奇石有致。池塘里的鲤鱼有一尺半长，生态沟更是精彩，各种水生植物、动物，丰富得令人叹为观止。而最令人感佩的是，陈先生为了疗疾养生，所架设的有机无毒蔬果设施，以及用生态工法，从河里一颗一颗搬回来的大小石头，凭一己之力建构成的驳坎、生态渠道，甚至于路面铺设。进入“无患居”才知道，这才是桃花源，这才是乡居者的梦想。

陈先生的“无患居”时有客人造访，都受到亚菊女士的热情款待，而且他们夫妇为了众乐乐，与同在乡间的“新住民”组成公益的联谊组织，互相观摩学习有关的农业知识，俨然就是一个小社会。

尔后，我们夫妻也偶然去参加在“无患居”的各种活动，并享用陈家夫妻的精馔美食。同时在“无患居”也经陈家夫妻引见，得识施寄青老师。施老师是当代名人，却也随缘随喜。在施老师的领导下，不仅让我见识到原来乡间生活也可以如此多彩多姿，而且也因施老师的慷慨个性，使我在乡间这些年后，重新有了完全不同的生活经验。

陈夫人亚菊女士是一位难得的好驾驶，开车不疾不徐，坐车的人既安全又舒适。更可贵的是，她乐于开车载施老师、我们夫妇出去见世面。于是在施老师的领导、亚菊女士的规划下，我们不时闯南走北，探幽取胜，亲访野老遗贤，品尝人间美味，确实过了几年淌蜜流油、肥滋滋的好日子。只是施老师辛辛苦苦写稿、演讲、上电视挣来的血汗钱，都祭了我们的五脏庙。

世间变幻实在不是人所能预料和掌控的，好日子总是容易消失。很不幸，我们仰仗的亚菊女士，眼睛竟出了问题。先是视觉模糊，而且左眼看到的景物扭曲变形，经医生检视进而发现是左眼黄斑部病变，这可是个大问题、难问题。因为这是一种不可逆转而只能求不恶化的眼疾。它使人的视觉产生误差，因此不仅不能开车，而且走路也要小心，以免误判高低左右而出问题。这对于在乡野，尤其是空旷山间生活的人而言，不仅是个不方便的问题，而且是极危险的事情——看不清楚，随时随地都可能跌倒，被蜂叮，被蛇咬。而且正武夫妻在“无患居”是事必躬亲，夫唱妇随，亚菊不可能不做小帮手，因此，他们面临了一个艰难的窘境：现实上已经无力在乡间生活下去，心理上却千般不甘、万般不舍。

俗话说，上帝关闭了你一道门，就会为你开一扇窗。也许是正武夫妇的造化，竟然有一位他们的至亲晚辈既爱“无患居”，又有能力在都会为他们买一间房舍。于是经过一番深思熟虑，正武夫妇决定另筑桃花源。人生不都是如此吗？何必一定要怎么样就非怎么样呢？

正武先生和亚菊做了坚定的抉择之后，就慢慢地、轻松地，开始又从乡野迁回都会。先是亚菊女士回都会，一方面装潢、整理、布置新家，另一方面也就近解决医疗问题。而正武先生也趁此机会一一与他挚爱的花草、树木、鸟兽、奇石做细微而亲切的叮咛、道别。大约一年之后，移居大致底定，正武先生竟然拿了一叠厚厚的书稿，要我帮做一点校对的工作。其实我早已老眼昏花，多年不读书、不看报了。

展读书稿之初，确实有些何必灾梨祸枣的质疑。而详细看完全书，却兴起了少年时夜读《流浪者之歌》的情怀。这不就是一本修行者以身示现说法的书吗？其中波涛起伏，欢欣嗟叹，灰暗光彩，不就是人生的乐章吗？而多少人虽有同样的经历，可是又有几人能看破、放下，终于发现生命的真相呢？

正武先生的经历，有许多是令人钦羡的。或许在幼年时期因大时代的悲歌，没有机会谱出光鲜的童年。可是自从进入青少年时期，因上天禀赋和个人兴趣，却在运动场上得以大展长才。他在高中时期不仅是篮球校队的大将，而且还被选为县篮球代表队的一员，参加更高一级的运动会，真可说是一世之雄也。在当时不知羡煞了多少同年的青少年，而且也是他们的偶像。尔后，进入干校体育系，更是佼佼者，并且成为台湾大专篮球联赛被评选的明星球员，后来虽因运动伤害而不得不退出体坛。但人生又何必长久，只要我曾经拥有，不就是完美吗？

虽然离开学校进入职场，还不能忘怀驰骋篮坛的风光，又不能从事本科专业，可是，总有提灯者为他引领更光明的路。……就职业军人而言，这也算是功成名就了。

在此之前，正武先生在“职场”中，虽然不能说是一帆风顺，但是靠埋头苦干，总可以种瓜得瓜。而从此之后，他将进入“官场”，那就另当别论了。自古以来，就有“经过官场吓破胆”的说法，“官场”是一个完全不同的世界，所谓“官场”有三宝：“猪头、虾腰、狗尾巴。”以陈正武先生耿介不阿、实事求是、不随流俗的个性，已经注定他在“官场”之中体无完肤、尸骨无存的悲惨下场和命运。

这也许是上天赐给正武先生的福报，使他不至于在“官场”中丧失人格，不会在得意“官场”之后，造作恶业，而不断地以四面八方的“逆增上缘”使他急流勇退。“官场”的挫败也许是他人生中最大的伤害，但也是他走上修行之路的第一道关卡。就如同《流浪者之歌》中，悉达多王子如果没有生、老、病、死的无常苦难启示，他又怎么会放弃王子的尊荣，去追求人生终极目标的正道呢？

从书中我们可以看出，正武先生在“官场”中，蒙受种种的打击、污蔑、屈辱之后，也还没有醒悟。于是才有癌魔的出现，让他亲自到地狱里去走一遭，真正体悟到生命的真正意义。“知一切法无我，得成于忍”，从此踏上了身、心、灵的忏悔苦行之路。

在南庄这近十五六年的岁月，胼手胝足打造“无患居”，一方面疗疾养生，一方面又不自吝把亲身体验，毫不保留地传送给有缘的人。现在又把自己的身、心、灵赤裸裸地写成书，完成“利他无我”的心愿。这种精神无以名之，只可说是倒驾慈航，乘愿再来的佛、菩萨。

悉达多王子在菩提树下悟道之后，慨叹地说：“人人有如来智慧德相，只因妄想、执着而不得证。”从正武先生的生命过程中，我们是不是也有同样的感慨呢？现在正武先生拂一拂衣袖，了无牵挂地放下了十几年的心血。既祛除了妄想，也斩断了执着。从此云淡风轻，潇洒自如，确实是：“吾心似明月，碧潭清皎洁，无物堪比伦，教我如何说？”

石坑老人　絮言

二〇一四年九月七日